PASCAL GABRIEL

UNF*CK YOUR WORLD

Weg von Pornos, rein ins porno Leben.

Dem Wichser in mir.

lebe.jetzt
LIEBE BEZIEHUNG SEX

LEBE.JETZT TASCHENBUCH
BAND 505
1. AUFLAGE: SEPTEMBER 2018

VOLLSTÄNDIGE TASCHENBUCHAUSGABE
ORIGINALAUSGABE

LEBE.JETZT IST EINE MARKE VON

LEKTORAT: PASCAL GABRIEL

UMSCHLAGGESTALTUNG:
WWW.BENCHMARK-DESIGN.DE

PRINTED IN GERMANY
ISBN 978-3-96477-049-3
WWW.BLUE-PANTHER-BOOKS.DE / WWW.LEBE.JETZT

PASCAL GABRIEL

UNF*CK YOUR WORLD

Weg von Pornos, rein ins porno Leben.

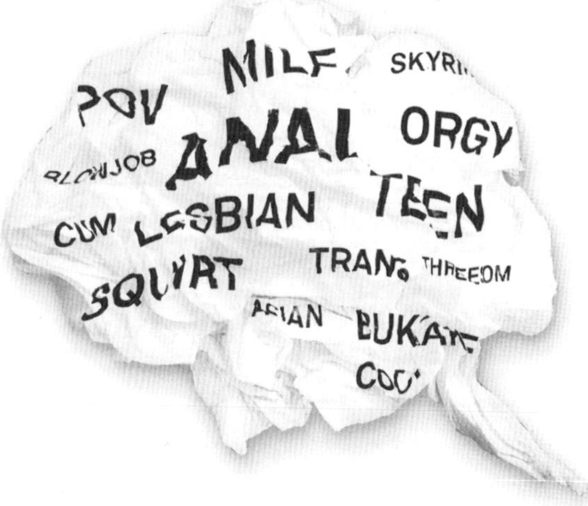

lebe.jetzt

LIEBE BEZIEHUNG SEX

INHALT

I. INTRO

It goes in like a needle but comes out like a fishhook

KAPITEL 1

NA DU KLEINER WICHSER?

„Na du kleiner Wichser?“ faucht sie lüstern in die Linse. Zwanzig Männer stehen aufgereiht um sie, bereit, das Objekt der Begierde gleich als Wichsvorlage zu benutzen. Der Film dauert über eine Stunde, bis das große Finale kommt. Ihr nasses Gesicht starrt in die Kamera, bevor sie mit der Füllung im Mund gurgelt und die Ladung mit einem knackigen Schluck herunter würgt. Ihr gesamter Körper dünstet im schweren Atem intensiver Erregung. Ihre Weichteile, angefangen bei den Lippen, sind heiß durchblutet und pulsierend angeschwollen. Während sie die Überreste an Kameralinse und Boden ableckt, steht mir der Mund weit offen. Ihre schwitzig-nasse Haut lässt warme Gefühle erahnen, wo eigentlich nur kalte Umgebung ist. Das blende ich geistesabwesend aus. Allgemein blende ich gerade alles aus, was meiner Fantasie nicht passt. Vier Stunden lang mache ich das. Vier Stunden, in denen ich meine Wohnung als meinen privaten Lustbunker eingerichtet habe und in die Trance der Onlinewelt gegleitet bin. Meine Hypnose: Online Pornos, Fantasien, Perversionen, Kopfkino. Vier Stunden. Eine unheimlich lange Zeit, die sich für mich wie 30 Minuten anfühlt. In dem Moment, an dem mir mein erstarrt offener Mund in meinem gefrorenen Gesicht auffällt, komme ich wieder zu mir.

Weißt du eigentlich, wie dein Gesicht beim Wichsen aussieht? Das ist eine ernst gemeinte Frage. Wenn du dich in einem Spiegel beim Masturbieren betrachten müsstest, könntest du dich so tief auf deine Fantasien einlassen? Wahrscheinlich nicht, denke ich mir, während ich mir Masturbation als einen Zustand vorstelle, in dem ich mich komplett in meinem Kopfkino verliere. Je öfter und intensiver ich mich in den vergangenen Jahren in immer surrealeren Welten der Perversionen verloren habe, umso deutlicher wurde mir das Problem, dass das zwar gewohnt war, jedoch nicht normal sein konnte. Mir kam der Gedanke süchtig nach Pornos zu sein. Pornosucht? Was für eine verrückte Bezeichnung! Es würde heißen, dass Pornos ein Stoff sind, ohne den ich nicht leben kann. Das wäre doch gelacht, dachte ich mir und lieferte mir nur wenige Tage später den Beweis: ich halte es keine drei Tage aus, ohne mir exzessiv auf Filme im Internet einen herunter zu holen. Mittlerweile sind Jahre vergangen und dieses Ritual gehört zum festen Bestandteil meines Alltags. Ob es Gewohnheit oder Sucht ist, weiß ich nicht. Was ich weiß, ist, dass der Morgen nach dem abendlichen Exzess ein depressives Tief ist. Wie bei einer Sauferei, bei der man sich im Moment unsterblich fühlt und am nächsten Tag gefühlt sein Leben zerstört hat.

Meine Abende folgen einem Drehbuch, das sich in den vergangenen Jahren in eine Art komfortables Wellness Programm geformt hat. Auf dem Heimweg Sexszenen ausdenken, während dem Abendessen vor wilden Gedanken kaum richtig kauen können und danach Sessel, Laptop und Tempos auf eine Art arrangieren, die mir stundenlanges Abtauchen in einen anderen Geisteszustand ermöglichen. Danach völlig abgekämpft auf Musik tanzen und auf ein Rockstar-Leben fantasieren, viel zu spät und mit wilden Zukunftsplänen nicht einschlafen können. Den Tag darauf verschlafen, mich mies und verlassen fühlen, eine Leere im Bauch spüren. Wieder ein mal feststellen, dass meine Zukunftsfantasien doch nur eine Art zu wichsen waren und mein fader Alltag auf mich wartet. Dieses Gefühl des sich-selbst-belogen-haben trage ich durch den Tag, bis mein Gehirn meine schlechte Laune erkennt und mir wie ein treuer Dealer hilft: mit neuen Fantasien in mein Kopf. Der Kreislauf beginnt von vorne. Willkommen in meiner Welt. Ich bin pornosüchtig.

Was sich heute wie ein verrücktes Psycho-Drama liest, war lange Zeit mein tägliches Leben. Heute schaue ich zurück und kann den Kreislauf kaum glauben, in dem ich mich über Jahre als Gefangener meiner eigenen Fantasien gehalten habe. Im Wechsel zwischen Depression und Sensation waren Pornos das Bindeglied, Fluch und Segen meiner verzweifelten Lebenssituation. Bis eine gewisse Bewusstheit für das Problem aufkam, musste ich viele Situationen erleben, in denen ich auf die Ursache meiner Umstände schließen konnte. Pornosucht ist schleichend, wie Alkoholsucht. Ab und zu trinkt jeder mal ein Bier. Dann wird das Bier zum täglichen Ritual. Ab dann zum Problem. Und dann auch noch Pornos. Kostenlos, ohne sichtbaren Nachteil und grenzenlos online verfügbar, schleichen sie sich in das Leben. Masturbieren ist in einem gewissen Alter die Sache, die jeder tut und keiner weiß, woher es kam. Es muss der eigene Körper sein, der irgendwann den Schalter umlegt und aus einem Jungen zeitweilig einen Wichser macht, der die erweiterten Funktionen seines pubertären Körpers erforscht. Es ist der Moment, an dem Experimente zu Fragen über mich selbst werden: „Bin ich okay so wie ich bin?“ „Was ist mit mir los?“ „Ist das peinlich?“. Jungen, die keine Eltern mit dem Verständnis für eine grundlegende Aufklärung hatten, bleiben mit diesen Fragen alleine und müssen sich die Antworten suchen. Antworten finden sich im Internet schnell. Nur, dass kein Zwölfjähriger nach Bienen und Blumen googelt, sondern nach dem, was in der Schule und im Freundeskreis längst kursiert: Sexheftchen, Schmuddelbilder, Pornos. Aus dem Reiz des Neuen wird für pubertäre Jungen eine Gier, dieses spannende Gebiet zu erkunden. Masturbation mit Hilfsmitteln wird so ganz normal, die Progression bis zum zwanghaften Verhalten ist schleichend. Schleichend entwickeln sich auch die Länge der Sessions, sowie die Inhalte der Filme, die sich in ihrer Härte immer weiter verstärken.

Bis ich meine Leidenschaft mit Pornos als Problem erkannt habe, mussten viele Jahre vergehen. Der konsistente Pornokonsum hatte einiges mit meinem Körper und Geist angestellt. Pornos haben über die Jahre hinweg die Verknüpfungen für Sexualität und Glück in meinem Kopf neu gelegt und die Belohnungssysteme in meinem Gehirn dafür ausgenutzt. Diese Verknüpfungen hatten mich mit der Zeit für das Empfinden von sexueller Stimulation und Freude abgestumpft und die dafür benötigten Glückshormone aus dem Gleichgewicht gebracht. Das Erleben von unbegrenzt vielen Sexualpartnern und Fantasien online haben meine Erwartungen an Sex und Glücksgefühle komplett verzerrt. Diese Erwartungen und Stimulationen wurden in der Realität nie erreicht und mein Leben dadurch langweilig und grau. Dass sehr viele Männer mit ähnlichen Phänomenen zu kämpfen haben, fand ich nach einer kurzen Recherche zu meinen Problemen im Internet heraus. Etliche Blogs, Foren und Plattformen waren voll mit Männern, die die Auswirkungen von Pornos auf ihr Leben hinterfragten. Könnte es sein, dass fehlendes Selbstvertrauen, Angst vor Intimität und Sex, mangelnde Lust und ausbleibende Erektionen etwas mit Pornos zu tun haben können? Ich fand viele Informationen und Abkürzungen, von denen ich nie etwas gehört habe. Dort war von PIED (Porno-induzierte erektile Dysfunktion) über PE (Premature Ejaculation / vorzeitiger Samenerguss) bis zu Suizidgedanken alles vertreten. Die meisten Männer schilderten ausführlich ihre Probleme mit Frauen, beim Sex und mit Depressionen. Bereits die erste Antwort in dem folgenden Rattenschwanz an Diskussionen, war meistens in der Form von „Ja, das kommt von zu vielen Pornos". Konnten Pornos wirklich etwas damit zu tun haben, dass ich oft wütend und depressiv war, keine Verbindung mit Frauen hatte und bis zu meinem 21. Lebensjahr keinen echten Sex? Ja, ich war oft müde, immer etwas nachdenklich und hatte dieses schlechte Gefühl im Magen. Auch mit dem anderen Geschlecht hatte es nie wirklich geklappt. Ich war so vertieft in meiner online Welt, dass ich kein wirkliches Interesse an realen Frauen hatte. Zudem war da immer der Druck, Sex so zu machen, wie in Pornos. Wie das aber geht, hatte ich nicht gelernt und echte Mädchen waren wesentlich zurückhaltender als die in den Filmen.

Mein erstes Mal Sex war der Beginn, meine Sexualität zu hinterfragen. Ich hatte in der Nacht das erste Mal erfahren, was es heißt, Sex zu haben und nichts zu spüren. Absolut gar nichts. Mein Penis war wie abgeschnitten von meinem Körper und hing an mir wie eine kalte, halb gare Nudel. Ich begann mich mit dem Thema zu beschäftigen, fand online Bewegungen wie die NoFap Community und die „Fapstronauts", die sich selbst herausforderten, von Pornos weg zu bleiben. Es gab tatsächlich Berichte von

Männern, die in relativ kurzer Zeit ihre körperlichen und mentalen Probleme durch diese Herausforderung komplett in das Gegenteil kehren konnten. Obwohl ich diese Informationen und Erkenntnisse hatte, wollte ich nie wirklich mit dem Porno schauen aufhören. Meine Probleme mit Frauen und Sex schob ich auf fehlendes Selbstvertrauen durch den Vergleich mit Pornostars. Ich hatte oft den Eindruck, mein Penis sei zu klein und schief, Frauen würden mich dafür auslachen und deshalb würde ich unbewusst eine Erektion vermeiden. Ich beschloss also an diesen Aspekten zu arbeiten, statt mit Pornos aufzuhören. Von der Penispumpe bis zu Experimenten mit Potenzmitteln arbeitete ich daran, meine Probleme in den Griff zu bekommen. Egal was ich jedoch unternommen hatte, an meinem Gefühl beim Sex und meinem Selbstvertrauen bei Frauen änderte sich nichts. Bis ich akzeptierte, ein Problem mit Pornos zu haben.

Den Großteil meines bewussten Lebens, in den Jahren zwischen meinem 12. und 28. Lebensjahr, habe ich durch regelmäßigen Konsum von Internet Pornografie meinen Trieb zu einer Sucht werden lassen. Viele Jahre, die ich für meine Träume und Ziele hätte aufwenden können. Es ist nun einige Jahre her, dass diese Einsicht in meinen ganz eigenen „Neustart“ weg von Pornos gemündet ist. Süchtig nach Pornos zu sein, das kann ich mir immer noch gut vorstellen. Es ist jedoch außerhalb meiner Realität, denn Pornos gehören für mich der Vergangenheit an. Wie schlecht ich mich damals gefühlt habe und du dich vielleicht heute fühlst, daran erinnere ich mich jedoch noch sehr genau. Es hat mich Jahre gekostet, bis ich von Pornos ganz weg gekommen bin. Immer wieder hatte ich kurzfristige Einsichten, löschte die Filmsammlung auf meiner Festplatte und beschloss, die Finger davon zu lassen. Bis die Finger wieder an mir waren, dauerte es meistens nur wenige Tage. Von Pornos weg zu kommen, ist wie bei jeder „Droge“ nicht einfach. Mit dem Lesen von mehr und mehr geglückten Reboots und wissenschaftlicher Hintergründe verstand ich jedoch immer mehr den Zusammenhang von Pornos und meinen Lebensumständen und beschloss, endlich Schluss damit zu machen.

Von Pornos weg zu bleiben ist jedoch nur eine Seite der Medaille. Denn mit dieser Entscheidung kam Veränderung ins Spiel und ohne neue Strategien war ich zuvor immer wieder in alte Gewohnheiten zurück gefallen. Diese Einsicht haben Ratgeber und Online Plattformen über Pornos nie für mich schaffen können. Die üblichen Ratschläge sind schnell zusammen gefasst: hör auf Pornos zu schauen und zu wichsen und in ein paar Monaten geht es dir wieder gut. Dass das jedoch viele Voraussetzungen einfach verschweigt, musste ich auf meinem eigenen Weg heraus finden. Dies ist einer der Gründe, warum ich über 6 Jahre gebraucht habe, um in nur wenigen Monaten clean zu werden. Dieses Buch handelt von den 6 Jahren Erfahrung und dem Neustart in kurzer Zeit. Ich bin kein Philosoph, Professor oder Priester, der dir etwas über das menschliche Suchtverhalten beibringen will. Ich bin kein Wissenschaftler, der seine Zeit mit dem Studieren der Auswirkungen von Pornos auf das Leben verbringt. Ich bin einer, der seine Pornosucht besiegt hat. Weniger als die Welt in abstrakten Wissenschaften zu erklären, will ich dir das Werkzeug geben, das dir hilft, von Pornos weg zu kommen und ein besseres Leben zu führen.

In diesem Buch werde ich dir den Weg weg von Pornos hin zu einem porno Leben beschreiben. Dieses Buch ist keine ewige Abhandlung über den psychologischen Hintergrund einer Sucht und ihrer Wurzeln in deiner Kindheit. Ich gehe davon aus, dass du Interesse am wahren Leben hast und dein Problem erkannt hast. Was du brauchst, ist eine gewaltige Dosis Motivation „weg von Porno“ und „hin zu porno Leben“, einen hardcore Plan das zu erreichen und die Ressourcen, die dich dort hin begleiten. Verstehe mich nicht falsch. Dies ist kein Buch, das ein paar Stunden gute Laune macht und dich danach wieder miserabel zurück lässt. Es beschreibt einen Weg, der teilweise schmerzhaft und einsam sein kann. Viele Informationen und Beschreibungen werden dich treffen und vielleicht sogar wütend machen. Das ist Teil des Prozesses. Kein Abhängiger will wirklich wissen, wie tief er in der Scheiße steckt. Es ist jedoch diese Erkenntnis und die Aussicht auf ein besseres Leben, die den Ausschlag auf Veränderung hin zu dem Leben geben, das du haben kannst. Ich will dich in deiner Lage nicht als einen hoffnungslosen Fall beschreiben. Ganz im Gegenteil. Ich zeige dir, wie einfach es sein kann, die beste Version deiner selbst zu werden. Du hast bereits alles in dir, um ein wunderbares Leben zu leben und ich bin überzeugt: wenn du die Ratschläge und Übungen in diesem Buch verfolgst, wirst du von deiner „Sucht“ in kürzester Zeit weg sein. Ich weiß auch, dass deine Welt sich ändern wird. Geile Freunde, geile Frauen, intimer Sex, echte Gefühle. Du wirst das Leben haben, dass du sonst nur aus dem Kino kennst. Und du wirst nicht mehr glauben können, wie du so viel Zeit damit verbringen konntest, das wahre Leben zu vermeiden.

Auf den folgenden Seiten wird es darum gehen, nicht nur von Pornos weg zu bleiben, sondern ein Leben zu schaffen, in dem für Pornos kein Platz mehr ist. Wer das wahre Leben erfährt, braucht die künstliche Stimulation von Pornos nicht mehr. Dieses Buch ist aufgeteilt in Kapitel, die aufeinander aufbauen. Das erste Kapitel beschreibt das Intro zum Thema sowie meine persönliche Geschichte und Gedanken zum Thema Pornosucht. Ich will dir zeigen, dass du nicht alleine bist und dir trotzdem ein wenig den Finger in die Wunde legen, damit du die nötige Energie zur Veränderung aufbringst. Im zweiten Kapitel geht es um die Sucht selbst. Gibt es Pornosucht eigentlich, wie funktioniert sie in deinem Gehirn und warum ist es so schwer, davon weg zu kommen? Im Folgenden beschreibe ich den eigentliche Neustart. Was sind die Stationen von Reboot und Reset und wann musst du was beachten? Was sind die Stolpersteine und was musst du tun, um erst gar nicht in Versuchung zu geraten? Wie optimierst du dein Leben, kalibrierst deine Sexualität und entwickelst dein Selbstbewusstsein? Damit einher geht das letzte Kapitel. Es beinhaltet die nötige Philosophie und Weisheit, wenn alles rationale Denken nicht weiter hilft, dein Neustart droht, schief zu gehen, oder du kurz davor bist, die Herausforderung abzubrechen.

Wie du siehst, ist von Pornos weg kommen keine Sache von einer Woche. Es ist ein Weg, den du gehen musst. Der größte Teil davon ist die Entscheidung, jetzt damit aufzuhören. Statt weiterhin dich selbst nass zu machen und danach im Selbstmitleid zu baden, musst du dich dazu entscheiden, dein Leben porno zu machen. Die größte Erkenntnis ist diese: Pornos füllen ein Loch, das in deinem Leben ist. Ein emotionales Vakuum, irgendetwas, das du noch nicht ganz verstanden hast. Es ist ein Hinweis dafür, dass du Platz zu wachsen hast und ein viel größeres Leben auf dich wartet, als du dir im Moment vorstellen kannst. Das Loch wartet darauf, mit Leben gefüllt zu werden. Wenn du einfach nur mit Pornos aufhörst, bleibt das Loch und damit die Option, es mit Pornos zu füllen. Damit ist jetzt Schluss. Denn wenn du damit beginnst, deine neue Freiheit mit Aktion zu füllen, wirst du so beschäftigt sein zu leben, dass dir dein Alltag von früher nur noch wie ein schlechter Film erscheint.

KAPITEL 2

IST DEIN LEBEN EIN SCHLECHTER FILM?

Du bist alleine zu Hause. Hast wenig Motivation raus zu gehen und auf Freunde hast du gerade auch keine Lust. Vielleicht hast du auch nur wenige Freunde. Selbst wenn du sie siehst, gibt es nicht viel zu erzählen. Du bist schon zehn mal durch Facebook gescrollt, hast Bilder auf Instagram geliked und jede neue Sensationsmeldung macht dich irgendwie ein bisschen deprimiert. Liebe, Essen, Urlaub. Jeder lebt ein Leben, das du nicht hast. Irgendwas brauchst du, während du nervös auf deinen Fingernägeln kaust. Du willst, dass es dir gut geht und du kennst die Abkürzung dazu. Eigentlich hast du ja einiges zu tun. Vielleicht steht eine Prüfung an, vielleicht musst du eine wichtige Präsentation vorbereiten oder es wartet ein Berg von Arbeit auf dich. Alles nicht wirklich reizend. Im Gegenteil – warum musst immer du diesen Stress haben? Schluss damit. Arbeit ist auch noch später. Ein Kribbeln macht sich in deinem Körper bemerkbar. Zuerst in den Eiern, dann im Kopf. Deine Konzentration schweift ständig ab und lenkt deinen Fokus ins Internet. Zwei Klicks später und du bist im Schlaraffenland. Kopf aus, Kino an. Hier fühlst du dich wohl. Fast schon wie ein Teil der Party. Das Internet bietet dir endlosen Zugriff zu heißen Videos, unendlichen Filmen und grenzenlosen Fantasien. Es fühlt sich gut an, wenn du von Szene zu Szene springst. Du kannst den Rausch in deinem Kopf regelrecht spüren und jeder Sprung zur nächsten Stellung in deinem Lieblingsporno gibt dir einen Kick, der sich einfach gut anfühlt. So muss sich das richtige Leben anfühlen! Der Rest der Welt ist nicht mehr so grau, du siehst dich in einer strahlenden Situation deiner Zukunft, stellst dir vor, wie du Frauen ansprichst und mit ihnen nacheinander im Bett landest. Wie du mit ihnen vögelst, sie in allen Stellungen durchnimmst und sie dich dabei anbeten. Du bist ein Gott, hast eine erfolgreiche Zukunft und alles scheint in diesem Zustand möglich zu sein. Geld, Autos, Frauen. Du holst dir einen runter auf die Geschichten in deinem Kopf. Das Leben ist schön. Den Höhepunkt zögerst du hinaus. Du hättest schon vor einer Stunde kommen können, aber das hier ist viel besser. Den Gipfel sparst du dir eben für den Gipfel auf. Dann kommt deine Lieblingsszene. Irgendwas hat sie, das dir schon seit Wochen immer wieder den Kick gibt. Die Darstellerin. Wie sie geschminkt und trotzdem verschmiert ist. Wie sie sich bückt, ihr Körper sich zum Rhythmus bewegt. Wie sie sich stöhnend hin gibt während ein Typ dran ist, sie schamlos zu benutzen. Wie ihre Körperöffnungen dabei feucht sind. Das nasse, fleischige Geräusch beim Stoßen. Das alles ist so perfekt, du willst dich fühlen wie er. Und du kommst.

Minuten später findest du dich wieder in dieser Welt. Was ist in den letzten Stunden passiert? Wie konntest du schon wieder so die Kontrolle verlieren? Hast unfassbare Fantasien durchlebt, die dir sonst nicht ein mal im Traum einfallen würden. Die Welt um dich hat weiter gemacht, während du irgendwie weg warst. Neue Statusmeldungen auf Facebook und Co. sagen dir, die ganze Welt ist beschäftigt mit Leben. Nur du fühlst dich mal wieder leer, wie der letzte Loser. Alles, was gerade eben war, die Fantasien von Frauen, Erfolg und Geld, von der strahlenden Zukunft, sind weg. Mal wieder alles nur in deinem Kopf passiert. Du schämst dich, während du auf Youtube jetzt Motivationsvideos anschaust, die dazu aufrufen, die Dinge anzupacken und dein Leben zu ändern. „In sieben Schritten zu mehr Selbstvertrauen!", „Denke nach und werde reich", „People are awesome". Wie eine zweite Welle nimmt dich diese andere Art von Pornos noch einige Zeit in ihren Bann. Jeder Aufruf zur Veränderung löst in dir zuerst hoffnungsvolle Motivation aus, die sich wenige Minuten später in verzweifelte Nüchternheit wandelt. Die unendlichen Möglichkeiten überfordern dich, in jedem Lebensbereich solltest du besser sein. Reich, selbstbewusst, sexy. Und du bist es irgendwie nicht. Für das gute Gefühl holst du dir vielleicht noch ein paar mal einen runter. Jedes Mal fühlt sich das Abspritzen schal und die Emotion danach leerer an. Nach etlichen Videos gibst du auf. Ein seltsam einsames Gefühl stellt sich ein. „Du hast deinen Willen nicht unter Kontrolle. Alle leben, nur du nicht." Warum hast du diesen Kampf mit dir selbst, stellst dich und dein Leben immer wieder in Frage? Du gehst mies gelaunt ins Bett und denkst dir leise „Morgen ändere ich was" während du bereits ahnst, dass morgen alles wieder von vorne beginnt.

Kennst du diesen schlechten Film? Ist dein Leben in vielen Situationen so oder so ähnlich? Das war es für mich für viele Jahre auch. Wenn ich heute zurück denke, kann ich nicht fassen, wie schlimm es ist, in diesem Teufelskreis gefangen zu sein. Für jemand anderen mag dieser Kreislauf nicht nachvollziehbar sein. Für Betroffene ist er eine Hölle ohne Ausgang. Wie ein Sog, der dich nicht mehr nach oben lässt. Obwohl dir der Fehler bewusst ist, sind deine Bedürfnisse täglich wieder stärker als dein Wille. Du kennst die Momente, in denen du die Abfahrt in die Welt der Pornos wählst, ganz genau. Du sitzt gelangweilt aber angespannt auf der Couch, hast gerade keine Lust auf Arbeit oder du musst auf etwas warten. Du sitzt gestresst am Computer, bist überfordert, müde oder einfach nur traurig. Du tippst nur mal kurz eine Google Suche ein. „Teen fuck". Sekunden später steht dir die Welt zum Glück offen: massenhaft neue Nahrung für dein hungriges Gehirn. Alles, was du dir vorgenommen hattest, weicht dem guten Gefühl, das nun zwischen deinem Kopf und deinem Schwanz zirkuliert. Du sitzt im Gefängnis deines eigenen Gehirns und kommst aus dieser Geschichte einfach nicht mehr raus. Vielleicht hast du schon einiges gelesen über Pornosucht und die Gefahren für dich und deine Zukunft. Was jedoch dein Kopf weiß, aber dein Körper will, sind zwei paar Schuhe. Deine Lust treibt dich und du kannst dich oft genug nicht wehren. Du weißt, dass dieser Film nicht nur einen Lebensbereich betrifft. Du hast wahrscheinlich nicht die Frauen, die Freunde, den Job, den Sex und den Erfolg, den du eigentlich möchtest. Eigentlich ist dabei das Wort, das dein Scheitern schon eingebaut hat. Eigentlich ist Ausdruck deines fehlenden Willens, der sich mit der Zeit in dein Leben eingeschlichen hat. Aber irgendwie fehlt dir der Antrieb, echte Veränderung anzugehen. Es ist leichter, die Dinge schleifen zu lassen und dich in deinem Komfort einzurichten. Dich zwicken zwar täglich Fantasien vom „richtigen" Leben. Das richtige Leben ist aber irgendwann später. Und mit später weißt du eigentlich schon, dass es nie sein wird. Dass es mal so weit kommen wird, hast du nicht gedacht. Schließlich hast du irgendwann nur mal einen Porno angeschaut. Nichts ungewöhnliches – oder?

Deine Porno Gewohnheit hat sich irgendwann in dein Leben geschlichen. Und irgendwie hat es damals jeder getan. Nichts ungewöhnliches also. Masturbation fühlt sich gut an und du hast lange Zeit gar nicht darüber nachgedacht. Heute stellst du immer öfter fest, dass nicht das Masturbieren auf Pornos das eigentliche Problem ist, sondern die Art, wie du mit dieser Abkürzung zum Glück vieles vermeidest, für das es keine Abkürzung gibt. Auf Pornos wichsen hat sich von einem 10 Minuten Akt in einen stundenlangen Marathon verselbständigt. Heute steht nicht mehr das Glücksgefühl und die Entspannung, sondern Scham und deine verzweifelten Gefühle im Vordergrund. Pornos haben sich zu einem Virus entwickelt, der deine Vorstellungskraft ausnutzt und dich in Fantasien gefangen hält. Diese Fantasien fühlen sich gut an, lenken dich jedoch vom Handeln im echten Leben ab. Jedes mal, wenn du in Fantasien schwebst, bist du hier, aber nicht da. Mit jedem mal Wichsen gibst du einen Teil deiner Energie, Willenskraft, deiner Männlichkeit und deines Antriebst in ein Taschentuch ab. Nach hunderten mal wichsen ist das eine ganze Menge Energie, die du das Klo herunter spülst, während andere ihren Antrieb dazu nutzen, das Leben in vollen Zügen zu leben. Jedes mal, wenn du danach nüchtern deine Fantasien mit deiner realen Lebenssituation abgleichst, wird der Spalt zwischen Wunsch und Wirklichkeit größer. Und dein Wille, das zu ändern, wurde mit dem letzten Schuss ins Klo wieder etwas weniger. Aus deinem Willen ist irgendwann Hoffnung geworden aber hoffen alleine macht dich passiv. In dieser Hoffnung hast du sicher schon in die Motivationsecke der Bücherläden geschaut. Die Medikamente für deine Symptome gibt es in allen Farben: Selbstbewusstsein, Frauen ansprechen, wie Millionäre denken, sich selbst lieben,... die Titel und Angebote sind unzählig. Irgendwie scheinst du jede Krankheit zu haben. Jeder weiß die Antwort, keiner hat die Lösung für dich. Du hattest hin und wieder lichte Momente und hast die Aktion ergriffen, etwas gestartet, aber gelungen ist dir vielleicht nur wenig. Du hast doch das eine Buch gelesen und warst so motiviert, den Ideen darin zu folgen, um endlich erfolgreich zu sein. Doch jedes mal wenn du gestolpert bist, einen Tag zu viel ausgesetzt hast, bist du gescheitert und hast dich mit Selbstbefriedigung beschäftigt gehalten. So wurde Masturbation ein Ersatzmittel zur Heilung deiner Wunden. Die Abwärtsspirale nahm ihren Anfang.

Deine Pornosucht ist mehr als nur ein Zeitvertreib mit Eigenleben. Sie lässt dein Leben in allen Bereichen immer schlechter und schlechter werden. Deine Sexualität, deine sozialen Beziehungen, deine Motivation und damit dein Antrieb. Der Erfolg beinahe jedes Lebensbereichs steht mit diesen Faktoren in Verbindung. Denn ohne Antrieb und Motivation wirst du passiv. Damit fallen die Dinge, die du bekommst auf den Standard zurück, den du willenlos akzeptierst. Wenn du lange Zeit einen niedrigen Standard akzeptierst, wächst der Zweifel, dass du jemals aus deiner Lage heraus wachsen kannst. Im schlimmsten Fall richtest du es dir in deiner schlechten Lebenssituation komfortabel ein und zweifelst deine Standards erst gar nicht mehr an. Dann übernimmt deine Fantasie den Part deines Lebens, den du in Wirklichkeit nicht lebst. Das tust du nicht bewusst. Es ist irgendwann so gekommen und bis du dir darüber bewusst geworden bist, war das Problem längst da. Heute gibt es zwei Seiten in dir. Eine, die weiß, dass Pornos ein Problem für dich sind. Und eine, die eigentlich nichts daran ändern will. Von Pornos weg bleiben würde heißen, auch andere schlechte Gewohnheiten in Frage zu stellen. Es würde heißen, die Initiative zu ergreifen und dich dem Leben zu stellen. Es würde heißen, dich auf dem Weg zur größten Version deiner selbst zu begeben, deinen eigenen Weg zu finden und jeden Tag daran zu arbeiten. Da war es früher leichter den Alltag zu überleben und am Abend eine private Party mit dir selbst zu veranstalten. Aber irgendwie war die Befriedigung nur kurz und der Schmerz danach sehr groß. Von Pornos weg bleiben wäre ja schön und gut. Aber was dann? Diese Entscheidung würde viele weitere Entscheidungen anstoßen. Pornos sind ein Symptom, deine Angst vor Veränderung das eigentliche Problem.

Wo also anfangen? Am besten mit dieser Nachricht: Wenn dein Leben ein schlechter Film ist, bist du immer noch der Regisseur. Und damit hast du es in der Hand, wie die Geschichte weiter geht. Als Regisseur kannst du dich und deine Szenen von außen betrachten und beobachten. Und wenn du ganz ehrlich bist, kennst du insgeheim dein Problem sehr genau. Jedes Abtauchen in Pornos ist eine Vermeidung von etwas, das dir Angst macht. Das kann im Kleinen und im Großen so sein. Deine Sucht zu beobachten ist ein mutiger Schritt. Dadurch beobachtest du dich. Deine Bedürfnisse, die vielleicht zu kurz kommen, deine Ängste, die dich aufhalten, deine Befangenheit, die dich klein macht. Das alles ist ein großer Schritt, um mit einem neuen Leben anzufangen. Die Bewusstheit ist der erste Schritt zur Veränderung. Mit dieser Einsicht alleine legst du den Grundstein von dem ab es kein Zurück mehr gibt. Das Drehbuch deines Lebens hat soeben ein weiteres Kapitel erhalten. Und damit bist du bereits auf dem Weg. Wenn du dieses Buch liest, gibt es ein Davor und ein Danach. Du kannst ab hier nicht mehr in deine Sucht zurück fallen, ohne dir gleichzeitig über die Konsequenzen bewusst zu sein. Damit hast du den Schritt getan, um aus einem schlechten Film ein Meisterwerk zu machen.

KAPITEL 3

MEINE GESCHICHTE MIT DEN PORNOS

"Hi my name is Barbie and today I'm gonna get my ass fucked". Froschperspektive. Männer im Kreis um eine junge Schönheit. Wie Tiere, die gleich eine Antilope zerfleischen werden, die sich willentlich opfert. Pralle Hosen stehen um sie. Dann fängt die Show an. Die Bilder hageln auf mich ein. Ausziehen, Lecken, Blasen, Ficken, Cumshot, Boden, Lecken. Vagina. Gedehnt, gefistet, gefickt. Anal. Aufgerissen, benutzt, abgenutzt. Die Wölfe kennen keine Gnade. Das Finale. Ein junges Reh auf dem Parkett. Sie stolpert und rutscht. Er kommt. Ich komme.

Das ist nicht das erste mal, dass ich diesen Text schreibe. Er ist ein Intro zu einem Blog Artikel auf einem Sexblog, den ich Ende 2015 verfasst habe. Er war Teil meines Comming-out, in dem ich mich mit meiner Sucht der Öffentlichkeit ausgesetzt habe, um meine Ängste und Grenzen zu konfrontieren und mich für meinen Entzug zu committen. Sprung ein paar Monate zurück: ich stehe im Wald in Anilia, im griechischen Gebirge nahe Volos. Der Workshop, den ich gerade besuche, heißt "Radikale Ehrlichkeit -

Transformiere Dein Leben, indem Du die Wahrheit sagst." Gesagt, getan geht es in dieser Woche darum, nichts als die nackte Wahrheit zu sagen. Was die Woche über die Metapher ist, wird gegen Ende hin zur Regel. So stehe ich am letzten Tag des Workshops tatsächlich nackt vor den anderen ebenso nackten Teilnehmern. In dieser letzten intimen Session sitzen sie aufgereiht wie in einer Tribüne vor mir und erwarten mein 30-minütiges Sharing, indem ich über meine Scham hinweg kommen soll. Heute geht es darum, in kompletter Nacktheit über unseren Körper und körperliches zu berichten. Zum Beispiel auch unsere sexuelle Geschichte: wann wir das erste mal masturbiert haben, wie viele Sexpartner wir hatten, was unsere sexuellen Fantasien sind und was sonst noch ansteht. Was sonst noch ansteht? Seit über 15 Jahren hänge ich an Pornos. Fast ununterbrochen beeinflussen sie meine Gedanken, meine Konzentration und mein Leben. Morgens, Mittags, Abends - jede freie Minute, jeder neue Tab im Internetbrowser lockt mit der Versuchung, mit einem oder zwei schmutzigen Worten einen Blick durch das Schlüsselloch des Internets in die verdorbene Welt der Pornos zu werfen.

"15 Jahre und keinen Tag länger" denke ich mir in dieser Minute. Auf wackeligen Beinen schwitzend, gestehe ich meine Pornosucht vor dem entblößten Publikum. Zu meinem Erstaunen ohne große Reaktion, ohne tiefere Nachfrage oder speziellem Fokus auf dieses Thema. Wo ich vorher noch dachte, meine Schrägheiten mit Pornos seien ein individuelles Problem, sollte sich dieses Verhalten als ein Thema heraus stellen, dass fast alle Männer mehr oder weniger deutlich ausgeprägt hatten. Diese Öffnung und Erkenntnis war ein Schlüsselmoment, der mir die Schwere meiner Situation von den Schultern nehmen sollte. Die Erleichterung des Teilens war der Beginn, Pornosucht als etwas zu sehen, das beseitigt werden kann. Es war dieser Moment, an dem der rohe, ehrliche Kontakt mit Menschen, wenn auch nur verbal, mir ein volles Gefühl von Intimität vermittelte, das größer war als die leere Befriedigung von Pornos. Diese Runde sollte der Startschuss meines ganz eigenen Reboots sein. Vier Monate später schreibe ich den Artikel auf dem Blog einer Freundin, die unter dem Namen Lvstprinzip über Sexualität schreibt. Er fasst damals knapp meine Geschichte mit den Pornos zusammen, die ausführlich ungefähr so geht:

Ich erinnere mich noch sehr genau an meinen ersten Kontakt mit Pornografie. Damals war das eine Diskette mit einem einzigen Bild drauf. Ein Freund hatte sie mir gegeben, wir waren in der 5. Klasse. Zu sehen war eine braunhaarige Schönheit mit prallen Brüsten vor einer Dschungel Szene. Ich sehe heute noch ihre grünen Augen, wie sie mich lüstern anstarren. Damals war das wie eine Offenbarung für mich. Es waren Gefühle, die ich vorher noch nie so hatte und ich spürte, dass an meinem Körper mehr als nur das passiert. Ich entdeckte die Welt der Erotik. Nur kurz vor dieser Zeit hatte ich in der Badewanne meiner Oma heraus gefunden, dass Shampoo flutscht und aus meinem Penis beim einschäumen mehr raus kommt als nur Pipi. Zu meinem Erstaunen jedoch weißes Zeugs statt schwarzer Kaulquappen. So hatte ich das bisher nicht erwartet und ich war entsprechend irritiert. Sexuell aufgeklärt hat mich damals keiner so wirklich. Ich habe aber bald darauf eine VHS Kassette in unserem Wandschrank im Wohnzimmer entdeckt, die dort in einer schwarzen Plastiktüte versteckt war. Darauf war ein Hardcore Anal Porno mit heftigen Szenen, die in einem US-amerikanischen Hinterhof mit Swimmingpool gespielt haben. Ich war fasziniert und gleichzeitig geschockt. Diesen Film musste ich immer und immer wieder anschauen. Er hat mich magisch angezogen. Bis er eines Tages weg war. Was blieb, war die Erinnerung und das Verlangen, es wieder zu erleben. Dieser Film war meine erste Einsicht in die sexuelle Aufklärung. Seither wusste ich, dass der Penis in den Po muss und die weiße Soße ins Gesicht. Damals war ich 12.

Als mein erster Computer nach meiner Kommunion im Zimmer stand, war Filesharing voll im Trend. Vielleicht erinnerst du dich noch an die Zeiten von Kazaa und Co. Nahezu alle Arten von Musik und Filmen konnte ich durch diese Programme downloaden. Die Tore zur Welt der Pornos standen weit offen. Jedes Kilobyte, das ich mit meinem 56k Modem in stundenlangem Warten herunter geladen hatte, wurde ungeduldig in der Vorschau verschlungen. Es hatte damals ewig gedauert einen Film zu laden, aber mein Verlangen war stärker als meine nervöse Ungeduld. Meine Tage drehten sich teilweise nur um Pornos und mein Zeitplan war um das Downloaden von Filmen gestrickt. Morgens schaute ich den Fortschritt des Downloads an, nach der Schule holte ich mir einen darauf runter, abends gab es zum Abschuss noch das Deutsche Sportfernsehen mit der lauwarmen Liebeswerbung. Auf dem Schulweg haben wir Jungs am Bahnhofskiosk immer mal wieder in die Sexheftchen wie die „Schlüsselloch" gelinst. Als ich damals die Penthouse Sammlung meines Onkels im Keller entdeckt habe, war das so, als würde ich einen echten Schatz heben. Man kann sagen, dass meine Porno Karriere einen steilen Anfang nahm. Ab diesem Zeitpunkt saß ich oft stundenlang mit einer Hand in der Hose am Computer und habe mich in eine andere Welt gebeamt. Das Masturbieren auf Pornos wurde zu meinem täglichen Ritual. Als dann das Internet allmählich schneller wurde und die Downloads nur so flutschten, kannten die Steigerungen keine Limits. Mehr und mehr Filme sammelten sich auf meinem Computer und die Geschwindigkeit der Downloads lies die Möglichkeiten ins Unendliche steigen. Aus einzelnen Pornos wurden ganze Porno Sessions, in denen ich über Stunden hinweg im Wechseln von Szenen und Fantasien gefangen war. Immer öfter hatte ich in der Zeit auch das Gefühl, mich wirklich in die weiblichen Pornodarsteller verliebt zu haben. Ich baute eine imaginäre Beziehungen zu den Pornostars auf, verfolgte ihre neuesten Filme und hatte das Gefühl, ein Teil ihres Lebens zu sein. Es gab Szenen von Stars, die ich über die Jahre tausend mal gesehen haben muss. Ich war verliebt.

Die Mädels in der Schule haben mich nicht wirklich interessiert. Trotzdem waren sie ein großer Bestandteil meiner blühenden Fantasie. Aufgereiht auf einem kleinen Zettel habe ich damals ein Würfelspiel draus gemacht. Auf die Gewinnerin des Tages habe ich mir auf dem Klo einen herunter geholt. Der große Macho war ich in Programmen wie ICQ, ein Messenger ähnlich wie heute Skype oder WhatsApp. Hier konnte ich mit Mädchen reden, konnte mir die Antworten auf ihre Fragen zurecht legen und mich so richtig cool darstellen. Nebenher habe ich mir natürlich auf Pornos einen herunter geholt, was mir das Gefühl gab, in der Kombination von Masturbation und Kommunikation irgendwie Sex mit ihnen zu haben. Wenn es dann am nächsten Tag darum ging, ihnen in die Augen zu schauen, war ich schüchtern und beschämt. Überhaupt nicht mehr cool und belastet durch meine Fantasie. Es muss zu dieser Zeit gewesen sein, in der meine Fantasiewelt mich immer weiter weg von echten Erfahrungen mit Frauen zu digitalen Erlebnissen brachte. Der Spalt zwischen meiner fiktiven Person und dem, der ich war, wurde immer größer. In meinem Gedanken war ich ein cooler Held, ein Underdog auf den die Frauen heiß sind. Mit vielen Geschichten in meiner Fantasie malte ich mir ein Bild, in dem ich der große Rockstar war, ein Frauenmagnet. In real war ich komplett abwesend und muss auf Mädchen wie ein emotionsloser Zombie gewirkt haben. Meine Fantasien zu Hause hatten so viel meiner Aufmerksamkeit in Anspruch genommen, dass ich emotional für wirkliche Erfahrungen mit dem anderen Geschlecht einfach nicht da war. Natürlich suchte ich den Anschluss zu Frauen. Meine erste Freundin hat mich mit 16 Jahren gefunden. Sie war ein wunderschönes Mädchen und ich konnte mein Glück kaum fassen, war über beide Ohren verliebt. Jede Gelegenheit, die Nacht zusammen zu verbringen, machte mich umso nervöser. Mein eigenes Körperbild im Abgleich mit Darstellern aus Pornos war fatal. Ich dachte, zu wenig Muskeln zu haben, zu behaart zu sein, eine zu große Nase und einen zu kleinen Penis zu haben. Jede Chance, intim zu werden, habe ich zu vermeiden gewusst. Es war, als würde mein Unterbewusstes automatisch für mich handeln, um mich vor schlechten Erfahrungen zu beschützen. Ich war voller Scham und Angst, dass mein cooles Schauspiel irgendwann auffallen könnte. Als sie dann mit meinem besten Freund in meiner Anwesenheit fremd ging, war ich am Boden zerstört. Ich war einfach nicht gut genug, irgendetwas stimmte nicht mit mir. Meine realen Erfahrungen hatten nie der Person entsprochen, die ich in meiner Vorstellung war. Das tat weh und ich zog mich zurück.

Meinen ersten „echten" Sex hatte ich mit 21 Jahren. Es war eine Katastrophe auf ganzer Linie. Damals war das wenige Tage nach einer Silvesternacht, in der ich mit einer Frau zusammen gekommen bin, die ich eigentlich gar nicht wollte. Sie war jedoch so sehr an mir interessiert, dass ich nicht viel machen musste, um sie haben zu können. Ich war in der Zeit verzweifelt und dachte, nie eine Freundin, geschweige denn Sex haben zu können und sagte „Ja" zu ihrem Antrag. Tage später hatten wir Sex in ihrem Bett oder zumindest das, was man Petting nennen kann. Die Vorstellung und das Gefühl, das sich mein Gehirn in über 8 Jahren hardcore Konsum von Pornos ausmalte, hatte mit dem realen Gefühl von Sex überhaupt nichts zu tun. Unter brutalem Erfolgsdruck und der perfekten Szene im Kopf, fing ich in einer Art Flucht nach vorne an, sie zu bearbeiten. Dass mein Penis dabei da hing wie Spaghetti al dente, hatte ich nicht erwartet. Es war, als wären alle Nerven zu meinem Unterkörper abgeschnitten. Ich konnte einfach nichts spüren und machte das Kondom dafür verantwortlich. Wir blieben damals über 2 Jahre zusammen und obwohl es mit dem Sex besser wurde, war er trotzdem immer eine Strapaze und nie wirklich befriedigend. Meine Erektionen waren nie sicher und es war immer eine Herausforderung, lange genug hart zu bleiben, um bis zum Ende zu kommen. Diese Art Panik beim Sex hat mich über Jahre hinweg begleitet. Egal ob Erektion, Länge oder Intensität: Das Bild, das mir Pornos über Sex in den Kopf gemeißelt hatten, begleitete mich ständig und war unmöglich los zu bekommen. Mit jemandem darüber reden? Unmöglich.

Pornos blieben somit auch weiterhin immer ein Teil meiner Sexualität. Masturbation fühlte sich einfach immer noch besser an, als jedes sexuelle Erlebnis mit einem Partner. Nur, dass ich mich fragte, warum es mit einem realen Partner nicht so toll wie in meiner Fantasie war. Meine Probleme führten mich zu Recherchen im Internet, wo ich nach erektiler Dysfunktion, Depressionen, Penisvergrößerung, Selbstvertrauen, Potenzmittel und so weiter alles mögliche Suchte, was meine Fragen beantworten könnte. Ich las etliche Bücher zu verwandten Themen und näherte mich allmählich einer Erkenntnis, die im Hintergrund immer da war: Die Sache mit den Pornos wurde immer deutlicher zur Ursache meiner Probleme. Ich las unendlich viele Geschichten auf Plattformen wie Reddit und der NoFap Bewegung, erkannte mich in fast allen Fällen wieder. Dort war oft die Rede von Problemen mit Frauen, mit Erektionsstörungen und der Unfähigkeit, befriedigenden Sex zu haben. Trotzdem wollte ich es lange Zeit nicht glauben und versuchte, eine zweigleisige Schiene zu fahren: Pornos schauen und mit Frauen schlafen, um Erfahrung zu sammeln. Mit den Frauen lief es gewohnt schief, mit den Pornos umso besser. Jede sexuelle Erfahrung mit einer Frau wurde zum Desaster und mein Selbstbewusstsein litt schwer darunter. Es wurde mir immer unmöglicher, einen Erektion zu bekommen oder über den Verlauf des Geschlechtsverkehrs aufrecht zu halten. Bis der Tag kam, an dem ich „Jetzt reicht es" sagte. Damals war mein Schlussstrich der Workshop in Griechenland. Ein Zufall. Einer der Zufälle, die Leben verändern. Nach diesem initialen Startschuss habe ich alles unternommen, um meine Sucht in den Griff zu bekommen. Die vielen Erfahrungsberichte von Männern, die mit der NoFap Challenge und dem Verzicht auf PMO (Porn Masturbare Orgasm) ihr Leben um 180 Grad gedreht haben und die Wissenschaft hinter der Pornosucht haben mich langfristig überzeugt. Es hat viel Zeit und Einsicht benötigt, um vom Kick der Pornofilme los zu kommen. Etliche Versuche waren zum Scheitern verurteilt. Jahrelang wurde ich immer wieder Rückfällig und jedes mal extremer.

Das Gehirn ist ein furchtbares Ding mit unfassbarer Disziplin. Wie ein guter Dealer kümmert es sich treu darum, mich bei Laune zu halten. Bei Pornografie ist das ein ordentlicher Schuss Geilheit, Glückshormone und Melatonin im Nachgang. Glück und Entspannung - was sonst will der Mann? Auch heute noch geht wie bei einem pawlowschen Hund beim Startton meines Laptops der Speichelfluss los. Jedes Öffnen eines Tabs im Browser ist mit dem Gedanken verbunden, schnell mal ein versautes Wort in Google einzutippen. Nur mal schauen, was da so kommt. Mein Gehirn weiß, was mich schnell glücklich macht und hat die Regeln in meine neuronale Bahnen gebrannt. Heute weiß ich aber: Was nach dem Schuss kommt, ist das Gegenteil von Glück. Scham, Schuld, Depression. Das wahre Leben vermeiden für den flüchtigen Augenblick. Das gehört für mich der Vergangenheit an. Nach meinem Verzicht auf Pornos hat sich mein Leben in allen Lebensbereichen verändert. Ich habe mehr Energie, mache mehr Sport und bin gesund, bin selbständig und erfolgreich, habe meine Finanzen unter Kontrolle und Sex mit Frauen, die mir gefallen. Hätte mir vor wenigen Jahren jemand diesen Ausblick auf meine Zukunft gezeigt, hätte ich es nicht geglaubt.

Laut Statistik kommen heute Jugendliche im Alter von 11 Jahren das erste Mal mit Hardcore Internet Pornografie in Kontakt. Was sie dort sehen und erleben, lange bevor sie das erste mal reale Sexualität mit einer anderen Person erfahren, schadet ihrem Leben langfristig. Nicht nur, weil sie ein völlig falsches Bild von Sexualität lernen und später erwarten. Sondern weil durch diese Art der Überstimulation langfristige Veränderungen in ihrem Gehirn stattfinden. Wenn Kinder und Jugendliche in einer Zeit, in der ihre Gehirne wachsen und sich verändern, ungeschützt extremer künstlicher Stimulation ausgesetzt werden, verändern sich damit grundlegende Abläufe im Körper, die für uns überlebenswichtig sind. Die Art, wie sie Glück empfinden, wie sie Willenskraft zur Erreichung von Zielen entwickeln und resilient gegenüber Herausforderungen werden, kommt über einen langen Zeitraum aus dem Gleichgewicht. Das Resultat sind persönliche Schwierigkeiten, Konzentrationsprobleme, ADHS sowie Depressionen, Leistungsdruck und soziale Phobien.

Das skurrile? Wie lernen wir, dass der Konsum von Pornos vielleicht die Ursache vieler unserer Probleme sein könnte? Hat die Nachfrage über unseren Pornokonsum und unser Sexualverhalten bereits Einzug bei der Diagnose von Erkrankungen wie Depressionen und sozialen Phobien erhalten? Als ich vor Jahren in einem verzweifelten Moment eine Sitzung bei einem Sexualtherapeuten besuchte, wurde ich vom Gegenteil überzeugt. Ich fand ihn als Spezialisten für Impotenz, in einer Zeit, in der ich keine Erektion mit einer Frau aufrecht halten konnte und echt in Panik war. Die Beratungsstunde entpuppte sich als oberflächliches Gespräch, das mich damals mit noch mehr Scham als zuvor zurück gelassen hatte. In einem Moment größter Überwindung zur Hilfesuche wurde ich alleine gelassen. Sein Rat nach der Sitzung ohne irgendeine Erkenntnis war diese: „Sie müssen dieses Bild aus ihrem Kopf kriegen". Das Bild, von dem er sprach war, jedes mal beim Sex eine volle Erektion zu haben. Rentnerberatung, die nichts mit meiner Situation als 25-jähriger zu tun hatte. Das Bild in meinem Kopf war ein voll ausgestattetes Full Stereo IMAX 3D Kino in Disneyland. Nicht ganz leicht, das einfach aus meinem Kopf zu kriegen. Zu dieser Zeit war es außerhalb meiner Wahrnehmung, dass Pornografie einen Anteil daran haben könnte, dass es im wirklichen Leben mit dem Sex nicht funktioniert. Ich wusste, mein Pornokonsum war befriedigender als jede Frau, einfacher und spannender als das reale Erlebnis. Aber ein Problem? Eine Sucht? Heute ist mir bewusst: Nur wenige Pornosüchtige fühlen sich süchtig. Das liegt daran, dass die Droge nicht illegal und das Bedürfnis ein natürliches ist. Die Kombination aus Hormon und Instinkt macht die Sache so pervers. Pornos sind einfach zu haben, kostenlos und in unendlichen Mengen verfügbar. Selbst wenn du keinen Zugang zu Pornos hast, gibt es noch deine Fantasie und die Rakete an deinem Körper. Masturbation wird dadurch zu einer Sucht ohne Fremdkosten und deshalb so tückisch. Die perfekte Droge. Die Wahrheit ist jedoch wie bei jeder harten Droge, die abhängig macht. Das High von heute ist das Down von morgen. Darüber reden will kaum ein Mann. Letztendlich war das Reden über die Sucht der Anfang des erfolgreichen Reboots. So wird auch der Kauf eines Ratgebers zu einer Entscheidung, mit der die Erkenntnis über ein Problem zur Aktion wird. Der Punkt der wirklichen Entscheidung wird so der Startpunkt für den Weg zur Genesung.

Mein Weg raus aus den Pornos war lange. Ich habe ihn ohne Anleitung gemacht, mit Wille und Selbstüberwindung. Mich hat es Jahre gekostet, die Entscheidung zu treffen, den richtigen Weg zu finden und die Herausforderungen auf dem Weg zu erkennen. Die Herausforderungen waren der Grund, warum ich jedes mal wieder zurück in die Pornosucht gefallen bin. Und sie sind der Grund, warum ich heute Einsichten weiter geben kann, die den Reboot in kurzer Zeit möglich machen. Erst nach dem Reboot kann man erkennen, dass es ein vor dem Reboot gab. Früher hätte ich gesagt, dass sich echter Sex nie so gut anfühlen kann, wie ordentlich auf einen Porno zu wichsen. Das kann ich heute nicht mehr bestätigen. Ohne Pornos hast du mit der Zeit den besten Sex deines Lebens, die besten Orgasmen, die schönste Intimität und höchsten Gefühle. Und dann wird das Leben so richtig porno.

KAPITEL 4

WANN WIRD DEIN LEBEN ENDLICH PORNO?

Seit vielen Jahren lese ich ununterbrochen die einschlägigen Bücher über Motivation, Erfolgstheorien, Inspiration und Lebensweisheiten. Ich habe in diesen Gebieten fast alles gelesen und eine ausführliche Bibliothek. Daraufhin folgten etliche Workshops, Pilgerreisen, Ausbildungen und Trainings auf meinem Weg zur Selbsterkenntnis. Und in der Kombination meiner Geschichte und meinen Interessen weiß ich heute: Bücher nur zu lesen, ist wie wichsen. Wenn es beim kurzen Motivationsschub bleibt, folgt die Enttäuschung am kommenden Tag. Denn das Leben hat sich doch nicht nur durch eine Einsicht über Nacht geändert. Noch nie hat ein Buch wirklich tiefe Veränderung in mir bewirkt - bis ich einzelne Erkenntnisse in meiner Realität umgesetzt und körperlich erfahren, statt nur intellektuell verstanden habe.

Es hilft dir also nicht, nur eine psychologisch-anthropologische Abhandlungen über das Thema Pornos zu lesen. Zu verstehen, wo Pornos her kommen, wie sie in deinem Gehirn funktionieren und welche Botschaft sie eigentlich für dich haben, ist sehr wertvoll. Doch nur der reine Fokus auf die etwaigen Ursachen alleine, löst keine Probleme. Das Symptom, der unstillbare Durst nach Wichsen auf Pornos, bleibt so ohne eine Veränderung von Gewohnheiten auf mittel- und langfristige Sicht der gleiche. Weil ich das weiß und weil ich diese Erfahrung gemacht habe, kenne ich einen Weg, der auch dir helfen kann. In Jahren harter Arbeit an mir selbst habe ich die Transformation weg vom Porno hin zu einem erfüllten Leben immer mehr und mehr geschafft. Mehr und mehr, weil ich glaube, dass es immer noch besser und besser wird. Und das motiviert mich, auch dir zu helfen. Wenn du dich an der ein oder anderen Stelle bis hier hin wieder gefunden hast, eine ähnliche Geschichte hast oder noch mitten im Teufelskreis der Pornos steckst: Du hast deinen Wegbegleiter gefunden. Der Weg raus aus dieser Sucht kann lange sein, wenn du nicht weiß, wie du ihn richtig angehst. Ich habe in diesem Buch meine persönliche Erfahrung und Wissen zusammen gefasst, das dich ins Handeln bringen soll. Es soll für dich als Motivator und lösungsorientierte Hilfe auf dem Weg weg von Pornos hin zu dem Leben, dass du wirklich willst, dienen. Ohne diese Strategien und Erfahrungen, wäre dieses Buch schnell geschrieben. Sein Inhalt würde auf eine Seite passen. Wahrscheinlich wartet der Wichser in dir bereits auf diese eine Stelle. Hier ist sie:

Pornos sind schlecht für dich. Hör sofort auf damit. Pornos vernichten deine Sicht auf Intimität, Sexualität und Lebensglück. Sie spielen mit deinem Belohnungszentrum im Gehirn und nutzen deine neuronale Funktionen und Hormone aus. Dein Gehirn bevorzugt sofortige Belohnungen und blendet langfristige Probleme dafür aus. Jedes mal, wenn etwas gut für dein Überleben ist (Nahrung, Sex, Sicherheit), spuckt dein Gehirn Dopamin aus, ein Hormon, das dich zu diesen Dingen animiert. Allen voran die Fortpflanzung, wodurch du mit jeder neuen Porno-Szene einen ordentlichen Schuss Dopamin bekommst. Durch die hohen Dopaminlevel in deinem Gehirn überreizen deine Rezeptoren mit der Zeit an die extreme Stimulation und schotten sich zunehmend ab. Alltägliches macht bald darauf keinen Spaß mehr, weil die Aufnahme von Dopamin bei normaler Stimulation mittlerweile zu gering ist. Du wirst müde, antriebslos, depressiv. Die Lösung für dein Gehirn ist mehr von dem, was gut tut. So steigerst du Dosis, Intensität und Regelmäßigkeit deines Pornokonsums. Aus Lesben wird Hardcore wird Gangbang wird Gewalt. Ein Teufelskreis entsteht. Bis du an den Punkt kommst, an dem du unfähig bist, mit einer anderen Person Sex zu haben. Denn von Dopamin hängt auch deine Erektion ab, die jetzt nicht mehr stattfindet. Ab diesem Punkt wird es verzweifelt. Der Versuch mit Pornos aufzuhören, bestätigt dir deine verschwundene Willenskraft. Nicht einen Tag hältst du es mehr ohne Pornos aus. PIED, ED, PE, PMO - eine ganze Welt zeigt dir online, was Pornos aus deinem Leben, deinem Körper, deiner Sexualität machen. Du beschließt, damit aufzuhören. Der Entzug ist eine psychedelische Reise durch die Tiefen deines Unterbewussten. Dein Körper, deine Emotionen und Fantasien spielen verrückt, immer wieder gibt es Situationen an denen du scheiterst. Wenn du jedoch lange genug von Pornos weg bleibst, heilt sich dein Gehirn von selbst.

Ganz einfach, oder? Mit Pornos Schluss machen, einige Monate weg bleiben, neue Gewohnheiten aneignen, ein porno Leben führen. Du weißt nun alles, was es zu wissen gibt. Wenn du jetzt zögerst, wartest du auf die nötige Motivation, die dich vom Losgehen überzeugt. Genau das ist die andere Seite der Medaille. Wenn dein Gehirn im Moment das kurzfristige Glück bevorzugt, wartest du wahrscheinlich auf eine Aussage, die dich hier und jetzt motiviert aber auf lange Sicht wahrscheinlich nicht animiert. So kommt es, dass kurzfristige Einsichten sich im Moment gut anfühlen, du aber morgen wieder mit deinem alten Leben weiter machst. Die Wirkdauer von Motivation ist zu kurz, wenn sie nur auf dein sensationsgeiles Belohnungssystem im Kopf aus ist. Diese Motivation lenkt deinen Fokus immer nur auf das unmittelbare Umfeld, nicht auf eine neue Situation in der Zukunft. Für deinen Reboot weg von Pornos brauchst du beides: die Motivation im Moment und die Willenskraft für den langen Atem. Wenn eine der beiden fehlt, ist ein Reboot unmöglich. Die zweite Zusammenfassung dieses Buches geht entsprechend so:

Dein Gehirn steht auf die kurzfristige Belohnung und will langfristiges Leid vermeiden. Belohnung heißt überleben und das ist für den Millionen Jahre alten Teil deines Gehirns die oberste Priorität. Kurzfristige Motivation erlangst du durch den Ausblick auf dein porno Leben. Langfristige Heilung erreichst du nur durch einen starken Willen. Jeder Reboot beinhaltet eine Leidenszeit, die dich immer wieder an die Grenze zum Scheitern zwingt. Egal ob emotionale Achterbahn, verzweifelte Erektionslosigkeit oder neurotische Depressionen: dein Wille entscheidet über deinen Erfolg. Die beste Vorbereitung für diese Zeit ist die Einsicht, dass Schwierigkeiten auf dem Weg kommen werden. So kannst du dich darauf vorbereiten und wirst von ihrem Erscheinen nicht überrascht und überwältigt. Den nötigen Willen erreichst du durch

1. Die Erkenntnis, dass Pornos eine tägliche Entscheidung sind
2. Die Entscheidung, dass dein „Neustart“ keine Option, sondern ein Muss ist

3. Die Akzeptanz, dass es Herausforderungen auf dem Weg geben wird
4. Den Fokus, auf langfristiges Glück hin zu arbeiten

Diese innere Haltung verlangt ein Grundwissen, was deine Sucht ist, wo sie her kommt und was sie mit dir macht, eine Menge Empfehlungen, wie du dein Leben schrittweise auf eine bessere Spur bringst, sowie die nötige Philosophie, die deinen Entschluss zum Entzug in schwierigen Momenten untermauert. Alles andere wäre ein geschöntes Motivationsbuch, das dich hilflos zurück lässt.

Jetzt wo du alles weißt, was für deinen Reboot notwenig ist, kannst du direkt damit anfangen. Die weiteren Kapitel versorgen dich mit dem nötigen Hintergrundwissen, mit den Voraussetzungen und dem eigentlichen Plan bis zur Philosophie, wenn die Dinge schwierig werden. Ein Weg, der funktioniert, wenn du dich entscheidest, ihn zu gehen. Wenn deine Motivation zum Aufhören hoch ist, brauchst du ab hier nicht weiter lesen. Tu es einfach. Du brauchst noch etwas Proviant auf dem Weg, willst doch noch etwas dazu lernen und einen Begleiter haben? Gut, dann brauchst du nur den ersten Impuls um heute den Startschuss geben zu können. Die Aussicht auf dein neues Leben.

Weißt du, wie ein porno Leben aussieht? Kennst du die Motivation, die in deinem Körper pulsiert, wenn du dich als leuchtender Held deiner eigenen Zukunft vorstellst? Wie wäre es, wenn diese Fantasien endlich Realität werden? So, wie du damals mit Pornos angefangen hast, kannst du wieder damit aufhören. Endlich raus aus dem dichten Kopf, rein ins pralle Leben. Du wirst Erfolge feiern, Frauen ansprechen, die dich wirklich interessieren und man wird dir dein Selbstbewusstsein ansehen, dein Blick wird scharf werden und du wirst den Sex haben, den du wirklich willst. Alles, was du dazu brauchst, sind das Wissen, warum du aufhören willst, die Entscheidung, dass du aufhören wirst und den Willen, den Weg ganz zu gehen. Du wirst dich entscheiden, die Dinge ganz zu tun - von Anfang bis Ende und wenn nötig wieder von vorne. Du wirst den Mut haben, ganz genau hin zu schauen: Wie haben dir Pornos in der Vergangenheit geholfen, Dinge zu vermeiden, weil die Fantasie einfacher war als das wahre Leben. Du wirst dich fragen: Warum fallen mir manchen Dinge so schwer? Wovon lenken mich Pornos wirklich ab? Was taucht in meinem Leben immer und immer wieder auf, weil ich es nicht verstanden habe? Es werden noch etliche Fragen in diesem Buch auf dich zukommen und wenn du ehrlich zu dir und zu den Menschen in deiner Umgebung wirst, folgen Antworten und neue Erfahrungen. Du wirst wachsen und Spaß an neuen Herausforderungen entdecken. Deine Wünsche und Träume werden greifbar und je näher du kommst, umso kleiner wird der Spalt zwischen Wunsch und Wirklichkeit, umso größer wird dein Wille werden. Wenn du dann deine Ziele erreicht hast, wirst du das ganze Puzzle verstehen.

Deine gesamte Perspektive auf dein Leben verändert sich dann. Dinge, die früher unmöglich erschienen, kommen nun ganz von alleine auf dich zu. Deine Ausstrahlung wird sich verändern und Menschen werden anders auf dich reagieren, anders mit dir sprechen. Wenn du in deinem eigenen Käfig sitzt, kannst du dich nicht von außen betrachten. Dieser Käfig sind Pornos. Sobald sich deine Perspektive ändert, kannst du den Käfig von außen sehen und verstehen, warum du es dir in dieser kleinen Zelle so gemütlich gemacht hast. Wenn du aus dem Käfig raus bist, wird die

Welt groß. Möglichkeiten öffnen sich vor deinen Augen. Wenn dein Leben porno wird, hast du eine männlichere Ausstrahlung, hast mehr Testosteron und bist einfach attraktiver für das andere Geschlecht. Frauen werden dein Selbstvertrauen in deiner Anwesenheit riechen. Du wirst keine Angst haben, ihnen genau diese eine Sekunde zu lange in die Augen zu schauen. Du wirst dich sexy dabei fühlen. Deine Sprache wird bestimmender, deine Worte werden klar und deine Ziele deutlich. Deine Ziele musst du jedoch nicht mehr auf einem Zettel in der Hosentasche haben müssen. Man wird dir ansehen, dass du auf deinem Weg bist.

Wenn dein Leben porno wird, wird diese Mission andere Menschen auf dem Weg begeistern. Du wirst Ziele haben und auf sie zugehen. Du wirst neue Freunde finden und viele alte Freunde verlassen. Du wirst die alte, falsche Geschichte über dich selbst fallen lassen und Freunde, die dich für deine Misere oft mehr mochten als für den, der du bist, werden sich mit dir ändern oder zurück bleiben. Du brauchst keine Freunde mehr, die ihre Lebenszeit mit dir verschwenden wollen. Du brauchst Freunde, die ihre Zeit sinnvoll mit dir nutzen wollen.

Wenn dein Leben porno wird, wirst du den Beruf finden, den du wirklich willst. Du wirst nicht mehr aus Angst in schlechten Umständen stecken bleiben. Du wirst tun, was zu tun ist, damit es dir gut geht. Du wirst wissen, was du willst und einen Weg finden, dort hin zu kommen. Wenn dich jemand davon zurück halten will, wirst du Alternativen finden und selbstbewusst neue Wege gehen. Du wirst dich auf neue Stellen bewerben, in denen du wachsen kannst. Du wirst deine Fähigkeiten schärfen und neue Dinge lernen. Du wirst proaktiv an deinem Lebenslauf arbeiten, statt von einer zur nächsten Gelegenheit zu stolpern.

Du wirst mehr Geld verdienen und dich vielleicht selbständig machen. Du wirst zu der Person, die du dir heimlich in deiner Fantasie schon immer warst.

Wenn dein Leben porno wird, wirst du ehrlich mit dir und mit anderen werden. Du wirst ehrlich deine Meinung sagen und Konflikte riskieren, vor denen du früher noch Angst hattest. Du wirst in Diskussionen gehen und deinen Standpunkt verteidigen und die Größe besitzen, einzugestehen, wenn du falsch lagst. Menschen in deinem Umfeld werden dich für deine Ehrlichkeit schätzen und dich mehr für die Wahrheit respektieren als für deine wohlgeformten Lügen. Sie werden wissen, dass an deiner Wahrheit niemand biegt, außer du selbst. Das macht dich stark gegenüber Manipulationen und ein schlechtes Opfer für falsche Absichten. Es macht dich flexibel in neuen Situationen und offener gegenüber Neuem.

Wenn dein Leben porno wird, wirst du dich gut um dich kümmern. Du wirst aufhören, deinem Körper mit Alkohol, Zigaretten und zu wenig Schlaf zu schaden. Du wirst dich selbst immer mehr lieben und deinen Körper als wunderbares Werkzeug für deinen Willen schätzen. Du wirst ihn behandeln, wie einen Ferrari. Du wirst ihn tunen, indem du ihn mit Sport fit machst, ihm nur beste Nahrung gibst und Pausen machst, wenn er sie braucht. Du wirst wacher und aufmerksamer und deine neue Energie wird dir viele Dinge ermöglichen, von denen du früher noch dachtest, sie wären außerhalb deiner Möglichkeiten. Möglichkeiten werden vielfältiger. Deine Welt wird groß. Du wirst sie als Spielplatz deiner Ideen wahrnehmen und mit Leichtigkeit neue Dinge angehen, die sich andere aus Angst für immer versagen.

Die Welt wird ein Spiel. Dein Leben wird porno.

II. BASICS

KAPITEL 5

DIE TRIEBE DES KLEINE PRINZEN

Am 27. September 1601 beginnt ein Tagebuch, das einmalig in unserer Geschichte bleiben soll. Wie kein anderes Dokument, erfasst es die kindliche Entwicklung und Erziehung im Adel des 17. Jahrhundert. Der französische Kronprinz Ludwig XIII wird von Geburt an von seinem Leibarzt Jean Héroard begleitet und seine Entwicklung in allen möglichen Einzelheiten dokumentiert. Aus dem Tagebuch gehen Details hervor, die uns heute unglaublich erscheinen: Mit 1 Jahr und 5 Monaten spielt der Prinz Violine und singt dazu, mit etwas mehr als 3 Jahren kann er lesen, ab 7 Jahre gilt er nicht mehr als Kind und seine Erziehung wird fortan von ausgewählten Männern übernommen. Weil das Tagebuch wirklich alles dokumentiert, kommen darin auch intime Details über das sexuelle Verhalten und seine Beziehung zu seinem Körper sowie zur Sexualität von Erwachsenen vor. Als Kleinkind wird der Prinz beim Ankleiden am Penis gekitzelt, er lacht aus vollem Hals, wenn an seinem „Piephahn“ gespielt wird. Wenn er mit dem König Papa zum Essen geht, werden seine Genitalien von mehreren

Höflingen geküsst. Mit drei Jahren kennt er Sexstellungen und spricht mit der Kammerzofe darüber, mit 4 verbringt er gemeinsam mit seinen nackten Eltern Zeit im Bett, wo sie dem König „viel Vergnügen“ bereiten und über seinen erigierten Penis sprechen. Ab dem 5. Lebensjahr werden ihm von Kammerzofen, die in seinem Zimmer schlafen, Stellungen präsentiert, die ihre Genitalien einsehen lassen. Wenig später darf er sie anfassen.

Was wir hier lesen, ist kein Bericht einer perversen Familie, sondern ganz normale Erziehung im Adel des frühen 17. Jahrhunderts. Das natürliche Vorkommen solcher Passagen in einem Tagebuch lässt uns erkennen, dass Sexualität (ein Wort, das es damals noch gar nicht gab) zu dieser Zeit ein völlig normaler Bestandteil des Lebens zu sein scheint. Keine Scham oder emotionale Verwirrungen waren mit Sexualität oder Genitalien besetzt - sie waren ein normaler Teil des Lebens, ebenso wie Krankheit und Tod, die nie aus dem öffentlichen Bild kaschiert wurden. Kinder wurden rasch als Erwachsen angesehen, waren ab 7 Jahren strafmündig, konnten mit 8 Jahren Todsünden begehen und mussten schnell in die Haltung als Erwachsene hinein wachsen. Durch diese enge Einbindung wurden sie früh als Sexualwesen angesehen, die nicht vom Geschlechtsleben der Erwachsenen getrennt wurden. Wenn du wie ich innerhalb der letzten Jahrzehnte aufgewachsen bist und über diese Informationen erstaunt bist, sind wir schon mal zu zweit. Was ist passiert, dass wir nach wenigen Jahrhunderten diese Aufzeichnungen als auffällig freizügig und fast schon pervers halten? Woher kommt die Moral in unserem Kopf, die sagt, dass das, was wir da lesen, „doch nicht normal sein kann“?

Tatsächlich spielen die letzten 300 Jahre eine wesentlichen Rolle, mit deren Auswirkungen in Gewissen und Moral wir heute noch in Konflikt stehen. Mehrere Dinge sind in dieser Zeit passiert, die alle mit unserer Sexualität, Selbstausdruck und empfundenen Freiheiten zu tun haben. Ich beschreibe sie als Modell, das die Realität und Entwicklungen von mehreren Jahrhunderten nur punktuell an Stellen beleuchtet, die ich als mögliche Einflüsse auf diesen Lebensbereich und Weichenstellungen sehe. Unzählige Diskurse von Psychoanalytikern wie Freud und Reich bis zu Philosophen wie Foucault haben in den vergangenen 100 Jahren über Ursache und Wirkung einer unterdrückten oder analysierten Sexualität geforscht, die die Ursachen von sexueller Unsicherheit sein sollen. Das spannende bei solchen Diskursen ist die Einsicht, wie in nur wenigen Generationen sich Systeme und Strukturen entwickeln konnten, die uns heute noch fest und nachhaltig beschäftigen. Wenn du dir bewusst machst, wie wenige Generationen es gedauert hat, bis zum Beispiel „das Auto" sich als eines der Statussymbole schlechthin entwickelt hat, wird dir bewusst, wie sich in 300 Jahren Ideologien und Dogmen entwickelt und über Generationen vererben können.

Im Vergleich zu einer riesigen Bandbreite an Optionen und Lebensmodellen, die wir heute haben, gab es vor 300 Jahren eine sehr viel beschränktere Auswahl an Wertvorstellungen und Ideologien. Wenn solche Ideologien und Weltansichten damals mit dem immer noch in den Anfängen steckendem Buchdruck veröffentlicht wurden, waren sie von Natur aus der heiße Scheiß und dadurch ein Bestseller mit Weltauflage. Wo Anfang des 17. Jahrhunderts zur Zeit von Ludwig XIII der Mensch noch als selbstverständliches Sexualwesen angesehen wurde, sollte wenige Zeit später von der Kirche ein neues Konzept aufgefasst werden. Die nämlich sah das Kind als genaues Abbild Gottes, am nächsten an Adam und Eva bevor sie vom Biss in den Apfel verunreinigt wurden. Das beste, was einem Neugeborenen ihrer Ansicht nach hätte passieren können, wäre die sofortige Wiedervereinigung mit Gott nach der Geburt, um nach dem Tod die Ewigkeit ohne Sündenlast zu genießen. Eine etwas unpraktikable Idee für ihre lebenden Vertreter. Dadurch entstand die Agenda, wenigstens so vielen Verunreinigungen und Sünden wie möglich vorzubeugen, um auch als Erwachsener die kindlich-göttliche Reinheit und Unschuld zu bewahren. Die erste Schrift mit dieser Idee entstammt einem Text aus dem Jahr 1628, etwas mehr als 20 Jahre nachdem Kronprinz Ludwig XIII mit seinen nackten Eltern im Bett an seinem Pullermann spielt und Sexstellungen mit seiner Zofe diskutiert.

Ein ziemlich harter Bruch aus unserer heutigen Sicht. Doch wie die Erziehung im Adel war und was dem aufkommendem Bürgertum erzählt wurde, sind zwei verschiedene Dinge. Den ersten Schwung dieser neuen Sicht auf die körperliche Verunreinigung durch die Lüste nehmen im 17. Jahrhundert ihren Lauf. Immer mehr Schriften folgen zum Thema der Verunreinigung der Seele durch die Onanie. Anfang des 18. Jahrhunderts erkennen immer mehr Ärzte diese Basis als Trittbrett, um fast alle Krankheiten mit unbekannten Ursachen auf die Onanie zu schieben. Wo zuvor nicht einmal in katholischen Beichtbüchern die Rede von Selbstbefriedigung war, erlebte das neu entstehende Gewissen vor dem Herrn plötzlich Rückenwind durch hoch angesehene Ärzte, die Masturbation als die Ursache von Krankheiten, Schwachsinn, Fehlgeburt, Behinderung und vielem mehr sahen. Kampfschriften gegen die Onanie vermehren sich wie Lauffeuer und halten Einzug in die gesellschaftliche Allgemeinbildung. Sexualität wird zu einem Begriff, der explosionsartig das Objekt unzähliger Untersuchungen wird. Ein menschliches Attribut, das analysiert und dokumentiert werden muss. Etliche Maßnahmen werden getroffen, um der Versuchung der Masturbation den Kampf anzusagen: kalte Schlafräume werden angeordnet, der Schlafanzug wird erfunden, Spielzeug mit Reibungsgefahr wie das Steckenpferd werden abgeschafft, Korsette zur Verhinderung von Masturbation werden empfohlen. Selbst Liebkosungen von Eltern werden als Verführungen scharf kritisiert und unterbunden. Die Spitze der Maßnahmen ist erreicht, als Drähte durch die Vorhaut bei Jungen bis zur Entfernung der Klitoris bei Mädchen Masturbation verhindern sollen. Die Versuchung der Lust lauert überall.

Beinahe Deckungsgleich dazu rollen im Abendland die Vorboten der Industrialisierung an. Maschinen bahnen sich den Weg in die Produktion, die ab sofort nicht mehr auf die Muskelkraft von Arbeitern limitiert ist. Gewinnstreben und Kapitalismus entwickeln sich als dominante Wirtschaftsprinzipien und damit ändert sich die Rolle des einzelnen Arbeiters, der nicht mehr in Leibeigenschaft eingebunden ist, sondern seine Arbeitszeit als Einzelperson verkauft. Nun zählt nicht mehr die Gemeinschaft der Gruppe, sondern der Einzelne wird zum eigenverantwortlichen Führer seines Lebens. Physisch oder psychisch Kranke, Asoziale und Landstreicher, die zuvor noch normaler Teil des Sozialkörpers im Mittelalter waren, sind im Bild des neuen „zivilisierten Bürgers“ ab sofort unerwünscht und stören. Abweichendes Verhalten wird sanktioniert, weshalb ab sofort Rülpsen und Furzen unfein sind, Gähnen nur noch mit der Hand vor dem Mund erlaubt, und das Nase putzen nur noch mit Taschentuch als fein angesehen wird. Höflichkeit und das Herunterschlucken von Emotionen wird wichtiger als impulsiver Ausdruck und Affekte, Stimmungen und Gefühle. Krankheit und Tod werden möglichst versteckt.

Wozu dienen die Anstrengungen des zivilisierten Bürgers? Mit den neuen Möglichkeiten des Kapitalismus besteht die Chance für den Einzelnen auf den sozialen Aufstieg und dadurch mit Anstrengung und disziplinierten Verhaltensweisen das Wettrennen mit dem Adel. Disziplin und Leistung, Sparsamkeit und Askese, Gewissenhaftigkeit und Moral werden zum Mittel, um einen besseren Stand in der Gesellschaft zu erreichen und zu halten. Wollust, Masturbation und Sexualität werden als tierische Triebe gesehen, die diesem Ziel im Weg stehen. Sie werden ab sofort in intime Lebensbereiche verbannt. Schlafzimmer und Kinderzimmer trennen Intimität und Sexualität von Eltern und Kind und geben ihnen zugewiesene Bereiche. Alle Unterdrückung von körperlichen und emotionalen Bedürfnissen hat ein Ziel: den neuen Menschen mit bürgerlichem Sozialcharakter und der übergeordneten Eigenschaft der Selbstbeherrschung. Das Lustprinzip, das auf die unmittelbare und vollständige Befriedigung der Triebe aus ist, muss dem Realitäts- und Leistungsprinzip weichen: die Unterdrückung sexueller Energien soll Produktivität und Arbeitskraft steigern. Am besten kann man die Unterdrückung von Impulsen, Trieben und Lust bei Kindern im Verhältnis zum eigenen Körper antrainieren. Diese Erziehung der Sexualität schafft gewünschte Charakterzüge, die sich tief in der Persönlichkeit verankern. Durch die Unterdrückung der Triebe entsteht jedoch gleichzeitig im einsamen Kinderzimmer der Zwang, die Verbote zu überschreiten und damit einher geht das schlechte Gewissen, das später als Verhaltensregulator benutzt werden kann. Die gleichzeitige Diskussion über Sexualität und Krankheitsbilder, von Perversionen und Fetischen, verunsichert die Gesellschaft und bildet Strukturen, die mit dieser Unsicherheit Macht im weitesten Sinne über den Menschen ausüben können. Was aus Gewissenhaftigkeit und Selbstbeherrschung resultiert, ist das Aufschieben von Bedürfnissen zugunsten späterer Befriedigung. Die Idee von Glück und Erfüllung trifft auf die Ideen der Kirche, die mit dem Ehebund und dem Kinderwunsch eine Vision gibt. Dieses neue populäre Lebensziel scheint der einzige Ausweg aus der unbefriedigten Lust.

Viele dieser Ideen sind heute noch tief in unserem subbewussten Verständnis von der Welt verankert. Leistung, Moral und Disziplin sind Ideologien, die sehr lange das vorherrschende gesellschaftliche Dogma waren, wodurch wir sie zu tiefen Glaubenssätzen und moralischen Vorstellungen wurden. Wenn du an deine Großeltern denkst, fallen dir sicher Sätze oder Gegenstände auf, die aus den zuvor beschriebenen Zeiten rühren. Da sind Oma's Taschentuch, das Kauen mit geschlossenem Mund und die Hand vor dem gähnenden Mund nur Details an der sichtbaren Spitze des Eisbergs.

Die Natur Deiner Triebe

„Hey Pascal schön und gut, aber soll dieses Buch nicht von Pornos handeln?!"

In diesem Kapitel will ich dir die Ursache und Wirkung von „Pornosucht" erklären. Und ich habe meine Probleme damit. Ein „normaler" Ratgeber würde dir mit erhobenem Finger von den bösen Pornos und von einer zivilisierten Sexualität erzählen, und damit genau in das Schema des genormten Sozialbürgers fallen. Dich zu Disziplin und Unterdrückung zu ermahnen, hat wenig Effekt auf dein Verhalten, das nur du selbst ändern kannst, wenn du willst. Wer wäre ich, um wenige Jahrzehnte Internetpornografie im Vergleich zu Millionen Jahren Menschheitsgeschichte als schlecht zu bezeichnen? Welche Wertvorstellung würde versuchen, diese Art des sexuellen Ausdrucks zu sanktionieren und eine „normale Sexualität" zu beschreiben? Mehr als das Objektive an Pornos sollte uns das Subjektive - dich und mich - interessieren. Welche Bedürfnisse stillen Pornos? Warum sind wir so anfällig für diese Art der Stimulation? Und was können wir dadurch über unsere Realität lernen?

Obwohl wir heute glauben, in der freizügigsten Zeit der Weltgeschichte zu leben, sind wir verkrustet mit Glaubenssystemen und Ideologien, die seit Jahrhunderten überflüssig sind und trotzdem Macht über uns haben. Du musst nur am Bahnhofskiosk die einschlägigen Magazine aufschlagen. Unsicherheit über Geschlechterrollen und Zugehörigkeit, Weiblichkeit und Männlichkeit sind seit Jahrzehnten in der Krise, das große Mysterium Sexualität ist durchweg der Dauerbrenner jeder Ausgabe. Sex: höher, schneller, weiter, tiefer, besser. Das Unbekannte zieht uns Menschen magisch an. Und die Diskussion an der Oberfläche schürt die Unsicherheit über das Thema im Untergrund. Seit wann ist Sexualität das große Unbekannte? Sexualität selbst ist eine Wortkreation, die es nicht mehr als 300 Jahre gibt. Folglich ist es unmöglich, Aussagen über die menschliche Sexualität zu treffen, ohne 99% von ihnen im Anschluss wieder relativieren zu müssen. Deshalb erzähle ich dir aus meiner ganz eigenen Welt: Wenn ich durch die Menschheitsgeschichte scrolle, fällt es mir schwer vorzustellen, wie Neandertaler in der Höhle ins Schlafzimmer gegangen sind, um in intimer Nacktheit den Geschlechtsakt zu vollziehen und keinen Nachbarn zu kränken. Haben Steinzeitmenschen dadurch eine Straftat begangen, wenn sie völlig freizügig in der Öffentlichkeit und vor ihren Jungen gefickt haben? Waren Nachbarn außer Rand und Band, wenn Max Mustertaler mal wieder keine Unterhose an hatte?

Nun haben wir ein paar Jahrtausende später und die Entwicklung des Menschen (und von Unterhosen) hat nicht nur Nachteile. Es hilft wenig, uns einen Zustand zurück zu wünschen, indem wir völlig offen und freizügig überall Sex haben. Heute ist nunmal heute und nicht vor 200.000 Jahren und die Erfindung von Kleidung hat ihre Vorteile. Was mich interessiert, sind nicht Umstände wie Kleidung oder Wohnraum, sondern wie Ideologien und Verhaltensweisen sich mit der Geschichte entwickelt haben und welche Einschränkungen sie für unseren heutigen Lebensstil und unsere Psychologie haben. Auch ohne „Naturzustand" gibt es Dinge, die uns als natürlich, gesund und glücklich machend erscheinen. Jedenfalls habe ich noch niemanden kennen gelernt, der Aktivitäten in natürlichen Umgebungen wie im Wald oder am Meer als schlecht für seinen inneren Zustand wahrgenommen hat. Solche Dinge scheinen in uns veranlagt zu sein, wie eine Art Erinnerung an Lebensumstände, die schon immer zu uns gehören. Andere Dinge wiederum unterlagen in unserer Entwicklung Einflüssen von Macht. Wirtschaft, Industrie und Politik haben in den vergangenen Jahrhunderten, spätestens seit Freuds Entdeckung des Unterbewussten, mit Manipulation, Unterdrückung und Repression ihre Macht über die Massen sicher gestellt. Die Resultate scheinen für einen Großteil der Menschen Umstände zu sein, die irgendwie nicht zu uns gehören, vor denen wir dadurch immer wieder flüchten wollen. Sei es mit Alkohol, Pornos oder anderen Stoffen - Drogen helfen uns, Zwänge, Neurosen und Emotionen für einen gewissen Zeitraum zu überwinden und uns mit etwas anderem zu verbinden. Und weil jede Droge nur einen Zustand hervorruft, der in unserem Körper stattfindet, stellt sich die Frage, warum wir diesen erleichterten Zustand nicht die ganze Zeit haben konnten.

Beispiele von der Beziehung von Naturzustand und Glaubenssystem gibt es nicht nur subjektiv. Wenn du heute der Annahme bist, dass das Frühstück die wichtigste Mahlzeit des Tages ist, bist du wie ich einem Glauben verfallen, der in der Zeit der Industrialisierung und des Taylorismus eingeführt wurde, damit Arbeiter bereits früh am Morgen leistungsfähig am Fließband stehen konnten. Nun stehen sich Millionen Jahre Menschheitsgeschichte ohne Frühstück und etwas mehr als 200 Jahre Industrialisierungszeitalter mit Frühstück gegenüber und damit die Frage: Ist das Frühstück ein Bestandteil des „normalen Lebens“ geworden oder etwas antrainiertes, das dein natürlicher Biorhythmus mit der Zeit wieder gut und gerne verlernen würde? Wie ist es mit Bewegung, Schlaf, mit Arbeitszeit, Natur, Sexualität? Immer wenn etwas Natürliches (Nahrung, Schlaf, Sexualität,...) durch Konzepte portioniert und geregelt ist, entstehen Neurosen als Anpassung deines Organismus auf dir unnatürliche Umstände. Es ist nicht natürlich, von 9 bis 18 Uhr täglich zu arbeiten, 8 Stunden am Stück zu schlafen und zwei Mal im Jahr in den Urlaub zu fahren, nur um den Terror des Alltags für ein weiteres halbes Jahr ertragen zu können. Jeder Hund ist Beweis für einen Rhythmus, der - sofern nicht durch Menschen beeinflusst - natürlichen Impulsen und Gezeiten folgt. Tiere zeigen uns ganz allgemein, was wir durch Konzepte und Zwänge uns selbst abtrainiert haben. Ich kann mir keinen depressiven Delfin, kein Eichhörnchen im Dauerstress und kein Reh unter Zeitdruck vorstellen. Das sind alles Zustände, unter denen wir als moderner Mensch leben und leiden. Wie frei bist du, diese Konzepte in Frage zu stellen?

Nun handelt dieses Buch von Pornografie und Sexualität. Wenn du die vergangenen Zeilen gelesen und durchdacht hast, fällt dir auf, dass auch Sexualität eines dieser Dinge ist, die ganz natürlich in uns veranlagt sind, jedoch nicht immer so behandelt werden. Du bist wie jeder Mensch auf der Welt, weil zwei andere Sex hatten. Alleine diese Tatsache sollte Beweis genug sein, dass sich dieser Bereich ganz natürlich in Grundbedürfnissen wie Nahrung und Schlaf einreiht. Damit wäre nur gesagt, dass Sexualität der Fortpflanzung dient. Was, wenn sie noch viel mehr ist? Zum Beispiel ein Werkzeug für soziale Bindung, Psychohygiene, Konfliktlösung und Friede? Was, wenn deine limitierte Sexualität ein Ausdruck für deinen portionierten und unterdrückten Selbstausdruck ist? Jeder Porno Zeuge der Unfähigkeit, mich selbst zu lieben? Jeder Konflikt im Außen ein Ausdruck innerer Konflikte? Jeder Krieg die Entladung eines Führers, der sich den Orgasmus wünscht?

Egal ob untersucht, unterdrückt oder unterbunden: Sexualität ist eine Lebensenergie. Keine menschliche Eigenschaft wird heute in ihrer Entwicklung so wenig unterstützt und verstanden, wie die Sexualität. Wo der kleine Prinz mit dem „Knochen in seinem Piephahn“ in seiner Sexualentwicklung immer im direkten Kontakt mit Menschen und der Umgebung war, hat die Entwicklung der vergangenen Jahrhunderte eine Verunsicherung entstehen lassen, die sich über Generationen hinweg vererbt hat. Wo heute mit größter Fürsorge die ersten Gehversuche von Kindern unterstützt werden, sind Eltern nach wie vor über die Genitalität und körperlichen Erforschungen gelinde gesagt verunsichert und schambehaftet. Dass Sexualität von Kindheit an ein großer Bestandteil unseres Lebens ist, wird so nicht wirklich gewürdigt oder in die Entwicklung einer gesunden Persönlichkeit integriert. Diese Verunsicherung in Sexualität und Sozialisation, gepaart mit der Sexualisierung der Gesellschaft schafft den Spalt, in dem unsere Triebe Amok laufen und kein geeignetes Ventil finden. Wenn diese Energie den Weg nach draußen nicht findet, bleibt sie in uns. Und findet heute Zuflucht in den Fantasien einer Scheinwelt.

Befriedigung in der Scheinwelt

Als sich vor etwa 40 Jahren die Idee des Cyberspace als Vorreiter des Internet entwickelt hat, entstanden Fantasien wie TRON und die digitale Welt als Raum der Freiheit. In einer zunehmend komplexeren Welt, durchsetzt von politischen Kriegen und überreizt durch die moderne Konsumgesellschaft, erfindet der amerikanischen Science-Fiction-Autor William Gibson in seinen Romanen den von Menschen erzeugten Cyberspace (auch als „Matrix" bezeichnet) in dem sie sich über eine neuronale Schnittstelle an vernetzte Computer anschließen. Die damalige Fantasie beschrieb einen Zustand, in der durch das Eintauchen in den kybernetischen Raum der „computermedial erzeugte Sinneshorizont" die Realität der Menschen erweitern und ersetzen kann. Der Cyberspace soll dem Individuum seine Unabhängigkeit und Freiheit in einem grenzenlosen Raum der Möglichkeiten wieder geben. Was wenig später durch die Computertechnik in der Raumsimulation erstmals realisiert wurde, schlägt sich heute in der Entwicklung von Virtual Reality, 3D Brillen und Co. nieder. Mittlerweile gibt es in der Soziologie die Cyberanthropologie, die die digitale Welt in die aktuelle Entwicklung der Menschheit bereits einrechnet.

Was sich in den letzten Jahrzehnten mit der Computertechnik entwickelt hat, ist künstliche Intelligenz, die auf der Basis von Zahlen und exponentieller Lernerfahrung immer besser und besser auf seinen User reagieren konnte. Die mit der Zeit mehr über eine Person wusste, als die Person selbst. So kommt es, dass Amazon heute bereits weiß, welche Bücher ich in einem Jahr lesen werde, wann meine Milch nachgeliefert werden muss und welche Produkte haargenau in meine Lebensumstände passen. Was vor wenigen Jahren als positive Zukunftsvision entwickelt wurde, ist heute zum goldenen Käfig geworden, in dem wir sitzen. Denn die virtuellen Räume und künstlichen Intelligenzen sind so gut geworden, dass der Mensch zu langsam ist, die feinen Unterschiede zu differenzieren. Amazon weiß, was ich will. Wer hat entschieden, dass ich es brauche? Die Hochkultur der virtuellen Räume und künstlicher Intelligenz sind aktuell die sozialen Medien. Wenn William Gibson damals Facebook hätte sehen können, wäre es sehr nahe an seiner Vorstellung der virtuellen Realität gewesen. Doch ihm würde ein Fehler im System auffallen: Die künstlichen Intelligenzen sind gut geworden. Zu gut. Nämlich so viel zu gut, dass kein Kontakt mit dem Gegenüber mehr entsteht, wenn alle vordergründigen Bedürfnisse bereits automatisch erfüllt werden. Ganz einfach dadurch, dass die Mechanismen im Hintergrund so intelligent sind, dass sie mir nur noch das anzeigen, was mein Gehirn will. So schaffen es die sozialen Medien, dass die Inhalte, die ich beständig und immer wieder sehe, letztlich nur einen Ausschnitt meiner kleinen eigenen Welt spiegeln. Der einzige Mensch, dem ich dadurch im Digitalen begegne, bin immer nur ich selbst. Die Mechanismen im Hintergrund filtern die mir dargestellte Welt, wodurch eine Landkarte einer subjektiven Realität entsteht, die nichts mit der tatsächlichen Landschaft da draußen zu tun hat. Dadurch, dass uns immer nur das gespiegelt wird, was unserer kleinen Wahrnehmung der Welt entspricht, werden die Mauern um sie herum dicker. Jede abweichende Realität wird umso schockierender. Wie konnte Donald Trump US Präsident werden, wo doch deine Timeline ganz deutlich Zeuge war, dass „die ganze Welt" gegen ihn ist? Wie können rechtsradikale Parteien in den Bundestag kommen, wo doch jeder dagegen war? Wie kann es sein, dass überall Krieg zu sein scheint, obwohl wir in der friedlichsten Zeit der Weltgeschichte leben? Das ist die selektive Realität der künstlichen Intelligenz um dich. Was du sehen willst, bekommst du zu sehen. Die Dauerschleife der Informationen gibt dir das Gefühl von Freiheit in einer grundlegend unsicheren Welt und macht dich innerhalb deiner geglaubten Freiheit zunehmend unfreier. Es entstehen zwei Welten, deren Konturen verlaufen: das Erleben des Erlebnisses (genannt „Leben") und die Erfahrung des Virtuellen. Und dadurch entsteht die Frage, was mit meiner Realität passiert, wenn ich zwischen den Welten nicht mehr trennen kann. Das Wachstum dieser Technologien war in den vergangenen Jahrzehnten viel zu schnell für die langsame Adaption unserer Sinnesfähigkeiten. Unser Gehirn ist von der Vielzahl der Realitäten überfordert. So kommt es, dass das Gehirn zwischen real und virtuell Erlebtem nicht unterscheiden kann. Bei allen Möglichkeiten, die uns das Internet bietet, gibt es folgenschwere Nachteile. Wir Menschen sind Sozialwesen und unsere Sozialisierung und Sexualentwicklung findet im Kontakt mit dem Gegenüber statt. Unser ganzes Überleben ist seit Jahrmillionen von der Gemeinschaft abhängig. Je mehr du dich in der virtuellen Realität verlierst, umso unfähiger wirst du, mit der erlebten Wirklichkeit und anderen Menschen in Kontakt zu sein. Je mehr deine Entwicklung isoliert in einer digitale Welt stattgefunden hat, umso mehr fehlt dir der Sozialabgleich mit dem Gegenüber.

Was die virtuelle Realität erreichen will, ist das Befriedigen von Bedürfnissen ohne in Kontakt mit dem Gegenüber sein zu müssen. Durch diese Isolation verlieren wir den Bezug zur Realität. Das Internet wird zur Maschine, die uns ein künstliches Durchschnittsgefühl vermittelt. Die Bedürfnisse werden erfüllt, ohne das Erlebnis erleben zu müssen. Rational geht die Rechnung auf, jedoch nur, wenn die Ganzheit unserer Sinne außer Acht gelassen wird. Seelisch jedoch hat sie einen Haken. Zwar kann ich eine Pulvermischung trinken, um alle nötigen Nährstoffe einer Mahlzeit aufzunehmen. Das multisensorische Erlebnis eines gemeinsam gekochten Gerichts habe ich dadurch jedoch nicht. Und das ist der große Denkfehler eines vom Denken besetzten Gehirns: Das Rationale rechnet mit Zahlen und lässt damit die Sinne außer Acht. Wir stehen mit einem Proteinshake vor dem 5 Sterne Restaurant und sind enttäuscht, warum unsere Erfahrung nie unsere Erwartungen erfüllt. Wir haben 1.000 Freunde auf Facebook und fühlen uns alleine. Wir schauen Pornos und wissen nicht, wie Sexualität geht.

Der Prinz will nur spielen

Die ultimative Bedürfnisbefriedigung scheint die vollkommende Schmerzvermeidung zu sein, das Umgehen jeder Art von Anstrengung, das sich in einer Unlust am Kontakt und sinnlosem Komfort zum Ausdruck bringt. Was uns beständig zweifeln lässt, ist ein Teil in uns, der dieser Selbsttäuschung auf die Schliche kommt und an der Haustür klopft. Egal ob mit Depression, Verstimmungen oder allgemeiner

Unzufriedenheit. Die Botschaft dahinter? Der Mensch benötigt den Sozialabgleich, den Kontakt mit dem Außen und dem Anderen, das Leben an der Grenze, um sich und das Leben vollständig zu erleben und sich Ganz zu fühlen. Die freie Liebe in den 1970ern, neue soziale Bewegungen, die Idee von der Freiheit im Cyberspace sind alles Versuche im Wunsch nach dieser Ganzheit durch Freiheit und Selbstausdruck. Und unser heutiges Internet und soziale Plattformen, Bedürfnisbefriedigung und Liebe über digitale Medien ein Versuch, diese Freiheit im intimen Monolog zu leben. Als steckte in allen von uns ein kleiner Kronprinz im Mantel des genormten Sozialbürgers, der am liebsten seine körperlichen Impulsen frei nachgehen würde, was im Konflikt mit seinen antrainierten Werten von Selbstbeherrschung und Gewissenhaftigkeit steht, versuchen wir dem Impuls im Versteck nachzugehen. Nur, dass es sich nicht ganz real anfühlt, wenn wir es alleine erlebt haben.

Was nach dem Porno kommt, ist der Konflikt von Gewissen, Moral, der Einsicht in Befangenheiten und Neurosen, sowie der Unfähigkeit zum Kontakt mit uns und anderen. Was sich dabei so miserabel anfühlt, ist nicht alleine durch Neurotransmitter und Hormone berechenbar. Es ist die fehlende Befriedigung durch den Kontakt, der das natürliche Bedürfnis nach Nähe und Intimität vollständig macht. Pornos und neurotische Masturbation sind zu einem Ventil für Impulse geworden, die du zurück hältst oder glaubst nicht leben zu dürfen. Ich meine, dass dein vollständiger Selbstausdruck, Wille zur Freiheit und radikales Erleben jede Art von künstlicher Stimulation, Masturbation und Hirnwichserei überflüssig machen würde. Pornos und Masturbation sind dadurch nur Symptome. Der Gegner sind nicht die Pornos, keine virtuelle Realität oder Kultur, Wirtschaft und Politik. Der Gegner bist du selbst und deine

Entscheidung, in welcher Welt du leben willst. Der Gegner sind deine eigenen Limitierungen, überholte Glaubenssysteme, deine Angst.

Die Lösungen, die wir suchen, lenken uns beständig in die Welt des genormten Sozialbürgers. Mehr Schönheit, mehr Fitness, gesünderes Essen, Reichtum und Erfolg - durch sie streben wir nach der Freiheit, die wir glauben, noch nicht zu haben. Als würden wir 300 Jahre später immer noch im Wettlauf mit dem Adel sein, um mit äußerlichen Faktoren den inneren Konflikt zu lösen. Genau das Gegenteil ist der Fall. Weniger als das Streben im Außen, sollten wir uns auf die Reise nach innen begeben, die Botschaften der Seele erkennen und eine Realität schaffen, die unsere Bedürfnisse vollständig befriedigt. Dann braucht es keinen Ersatz mehr, keine künstliche Stimulation, keine Konflikte, keine Ablenkung, keine Pornos.

KAPITEL 6

DEINE SUCHE IST FLUCHT

Neurose, der genormte Sozialbürger, Sexualunterdrückung und die digitale Einsamkeit. Üble Voraussetzungen für freien Selbstausdruck und lustvollen Kontakt mit der Welt. Alles Dinge, die ein menschlicher Organismus braucht, um Bedürfnisse zu befriedigen und sich lebendig zu fühlen. Bleiben sie aus, bleibt der Mensch unbefriedigt zurück. Die Folge sind die Zutaten von Sucht: Suche und Flucht. Ohne den Kontakt mit uns selbst und den Kontakt mit dem Gegenüber wären wir nur Nervenbündel, die versuchen ihre Bedürfnisse irgendwie zu befriedigen. Und schaffen es dadurch nie vollständig. Das Resultat sind Kontaktstörungen, sind Neurosen, die Dauerschleifen von Gewohnheiten, die dich in der Teilbefriedigung immer wieder hungrig nach dem Mehr zurück lassen. Dadurch ist nach meiner Meinung deine Lust auf Pornos nur eine neurotischer Versuch, teilbefriedigt etwas zu bekommen, was du im Ganzen brauchst. Nur: wovor flüchtest du? Was suchst du?

Ich meine, dass gehemmter Selbstausdruck und Sexualität in Spannung mündet, die ihren Weg aus dir heraus sucht. Und dadurch werden Pornos ein Ventil genau dieser konstanten, sexuellen Anspannung. Diese Anspannung ist ein Handelsgut der digitalen Revolution geworden. Du kennst sie von Smartphones, Messaging und sozialen Medien. Sie alle haben in ihrem Kern einen Mechanismus eingebaut, der sich deine innere Unruhe zu Nutze macht, und dich in einem süchtig machenden Kreislauf gefangen hält. Apps verdienen Geld, aktiv oder passiv, indem sie dich an der Leine halten. Dieser Kreislauf spielt mit deiner Aufmerksamkeit, deiner Sehnsucht und deinen Gefühlen. Sie geben dir Befriedigung, wenn du alleine bist und Belohnung, wenn du sie nutzt. Wie die Brust deiner Mama sorgen sie dafür, dass du mit wohlig warmer Milch zufrieden gehalten wirst und nicht mehr ohne sie kannst. Wie oft hast du heute schon die Neuigkeiten auf Facebook, Instagram & Co. gecheckt? Und warum? Was hast du geglaubt wird passieren? Hier und da ein lustiges Video, dort ein Spruch über Erfolg, da ein Video gegen Krieg. Alles dazu da, dich bei Laune zu halten. Nichts, das dich wirklich weiter gebracht hätte. Wie leere Kalorien haben sie dich gestopft ohne dich zu nähren. Haben deine Aufmerksamkeit zerlegt, statt dir Fokus zu ermöglichen. Dass damit deine Wahrnehmung ständig verdreht und gelenkt wird, kommt dir vielleicht gerade recht. Lieber sich berieseln lassen, statt unangenehmen Gefühlen zu begegnen. Hirn aus, Fernseher an. Doch unter diesem berieseln lassen steht eine Emotion, von der du dich ablenkst.

Was ist deine Sehnsucht?

Was sind diese Emotionen und wovor genau lenken wir uns ab, wenn wir exzessiv in den Tunnel der Medien absteigen? Wofür nutzen wir Ersatzlösungen und wozu sind sie gut?

Ich glaube, dass Pornos an sich nicht süchtig machen können. Eine Sucht, eine Abhängigkeit nach einer Substanz oder eine schlechte Gewohnheit ist immer nur ein Mittel, mit dem wir ein subbewusstes Defizit ausgleichen oder einen neuronalen Kreislauf füttern. Nun bin ich keiner, der nur die schlechten Seiten von sozialen Medien und Co. unterstreichen will. Aber trotzdem: Wenn der Laptop aus ist und wir uns alleine in der Welt fühlen, dann liegt das daran, dass unser Gehirn vielleicht annimmt, viele Freunde zu haben, unserer Seele der wichtigste Aspekt dabei aber fehlt: echter Kontakt mit dem echten Menschen. Als soziales Wesen reicht es uns nicht aus, nur in Gedanken mit anderen in Verbindung zu sein. Wir brauchen den direkten Austausch mit den Grenzen anderer Menschen, um unsere eigene Kontur wahrnehmen zu können. Verbindung mit und zu anderen ist daher ein zentraler Aspekt unseres Lebens, der viel zu oft von theoretischem Kopfwichsen unterschätzt wird.

Die Wahrheit hinter der Suche nach Verbindung ist diese: Wir alle wurden geboren. Wir alle haben das gleiche Schicksal aus der Stille und Einheit im Leib unserer Mutter in eine laute und gefährliche Welt geboren zu werden. Die Geburt wird dadurch zur ersten traumatischen Erfahrung unseres Lebens. Gerade eben bist du noch im Bauch deiner Mama geschwebt, musstest dich weder um Nahrung, noch um Aufmerksamkeit von außen kümmern, geschweige denn um Anerkennung, Berechtigung oder Liebe. Sie waren einfach immer da. Von der einen auf die andere Sekunde musstest du jedoch dieses Paradies verlassen. Vielleicht hat man deiner Mama gleich den Bauch aufgeschlitzt oder dich mit einer Zange am Kopf aus ihr heraus gezogen. Und selbst wenn du eine Geburt unter Fijiwasser hattest: Ab hier wird dein liebevolles und stressfreies Dasein ein Ende haben. Die Nabelschnur wird gekappt, die Verbindung ist weg. Aus dem Schutz und der Wärme deiner Mutter bist du in eine Situation entlassen, in der du für die kommenden Jahre deiner Kindheit als physiologische Frühgeburt von der Liebe, Anerkennung und Zuneigung der Menschen um dich abhängig sein wirst: die Welt da draußen.

Wie viel oder wie wenig dieser Liebe du in deiner frühen Kindheit und Jugend erfahren hast - klar ist, dass du diese Zeit nicht ohne die ein oder andere Verletzung überlebt hast. Kinder sind in ihrer Welt nicht alleine überlebensfähig und dadurch völlige Egozentriker. Alles, was um sie herum geschieht, beziehen sie auf sich. „Mama und Papa streiten sich?“ - „Ich muss böse gewesen sein.“ „Der Mann schaut mich schräg an?“ - „Ich habe etwas schlechtes getan.“ Egal ob deine Eltern deine Grundbedürfnisse nicht immer rechtzeitig befriedigt haben, ihre Liebe und Zuneigung an Bedingungen geknüpft war oder du ihre Aufmerksamkeit nur als Belohnung für Gehorsam bekommen hast: oft hast du erlebt, dass du so, wie du bist, nicht okay bist. Dass dir etwas fehlt, um vollständig geliebt zu werden. Und dadurch auch angenommen hast, dass der Berechtigung zur Liebe dir selbst gegenüber immer ein Stück fehlt. So entstehen Erlebnisse und Verletzungen, die uns ein Leben lang begleiten. Ohne sie wirklich anzuzweifeln oder zu prüfen, laufen wir mit diesen offenen Wunden fortan durch die Welt und begegnen immer wieder den gleichen oder ähnlichen Situationen, die uns an unsere unverdauten Verletzungen erinnern, indem sie Salz in die Wunde streuen. Wenn wir alle Versuche und Anstrengungen, anerkannt, erfolgreich oder berühmt zu sein auf ihren Ursprung zurück führen würden, kommt am Ende das „Glücklichsein“ als Zustand zweifelloser Liebe und Anerkennung heraus. Was steckt hinter dem Glück? Letztendlich eine Erinnerung an einen

Zustand der Liebe und einer Verbindung mit einer Welt, in der wir vollkommen waren. So verbringen manche Menschen ihr Leben lang damit, sich anzustrengen, Leistung zu erbringen, gut und brav zu sein, um irrationale Bedingungen von anderen zu erfüllen, um sich geliebt und anerkannt zu fühlen und unter denen sie sich selbst lieben und akzeptieren können. Um ganz zu sein.

Die Sehnsucht befriedigt

Ich glaube also, dass jeder Sucht der Versuch zu Grunde liegt, sich zu verbinden. Den Widrigkeiten, Problemen und Schwierigkeiten des Lebens, den schmerzhaften Erinnerungen an Verletzungen und Erlebnisse, ultimativ der Angst vor dem Tod, zu entfliehen. Egal ob soziale Medien, Alkohol, Kokain oder Pornos - Drogen im weitesten Sinne gewähren uns für einen langen Moment die Flucht aus der Welt in einen Zustand, in dem wir uns so nahe wie möglich dem des formlosen Seins in der Einheit vor unserer Geburt nähern. Drogen sind einer der wenigen Wege, den Deckmantel des Denkens und der Ängste für einen Moment zu entfernen, um an die Referenz dieser Gefühle anzuknüpfen. Weil wir unter Drogen die Realität des Lebens und des Denkens ablegen können, kommen wir so nahe an diesen Zustand, dass wir ihn immer und immer wieder erleben wollen. Dieses Abschneiden vom Denken, das immer auch die Angst vor der Zukunft enthält, ermöglicht uns den Moment der ewigen Stille, der Selbstannahme und Ganzheit im totalen Erleben, ohne Unterbrechung von Gedanken. In diesem Zustand entfliehen wir für eine gewisse Zeit der Realität und intensivieren bevorzugte Gefühle, während wir psychische Schmerzen lindern. Dieser Zustand gibt uns für einen Moment die Emotion, die nicht von Gedanken unterbrochen wird. Wir sind eins mit der Welt und dadurch eins mit uns selbst. Verbunden. Das ist der Moment, an dem wir uns selbst so lieben können und in dem wir erkennen, dass es keine Liebe außerhalb von uns gibt und wir selbst ganz sind. Besonders dann, wenn die Liebe zu dir selbst beschädigt wurde - durch emotionalen, sexuellen, körperlichen oder anders gearteten Missbrauch - hilft dir Masturbation als Abkürzung zu diesen Gefühlen oder als Möglichkeit, deine unvollständige Persönlichkeit in der Fantasie zu umgehen. Das Gefühl, deine intimen Probleme zumindest zeitweise mit Pornos lösen zu können, manifestiert sich dann als Kick, dessen Erleichterung du immer wieder suchst.

Nach dem Rausch ist jedoch vor der Realität, wo schnell das Gefühl der Einheit durch Umstände im Außen unterbrochen wird. Schließlich wollen Miete und Rechnungen bezahlt werden, warten Menschen auf unsere Reaktion und die ganze Welt will geplant und strukturiert werden. Das High von heute wird dadurch schnell zum Down von morgen. Die Sucht als Abkürzung zum Glück hat nur kurzfristig funktioniert, die Erinnerung daran jedoch bleibt. Und so lernen wir, wie wir diesen Zustand immer wieder durch das Mittel unserer Wahl kurzfristig und effektiv hervorrufen können. Die große Frage zur Ablösung der Sucht ist demnach diese: Gibt es einen langfristigen Zustand, indem ich so glücklich bleibe, wie ich unter Drogen bin? Pornografie als Droge ist eine Form künstlicher Liebe, in der wir ein Gefühl von Verbundenheit und Zuneigung generieren. Dadurch wird ein Loch gefüllt, das da sein muss. Eine Art Wissen darüber, dass wir Liebe brauchen, damit unser Dasein auf der Welt einen Sinn ergibt. Damit wir nicht nur ein Pilz sind, der die Erdkugel für ein paar Jahrzehnte befällt, bis er an Altersschwäche wieder abstirbt. Erst das Gefühl von Verbindung gibt uns diese Akzeptanz, die eine tiefe Hoffnung in uns berührt, die sagt, dass wir nicht alleine auf einem blauen Planeten, schwebend im ewigen Nichts ein sinnloses Leben führen. Die fehlende Verbindung zu uns und zu anderen ist der Schmerz, das ewige Loch, das einen Süchtigen immer wieder zum Versuch zwingt, sich durch einen Zustand selbst lieben zu können, wenn ihn sonst gefühlt keiner liebt. Vielleicht sogar der Versuch, sich selbst zu verletzen, in der Hoffnung, dass ihn dann jemand liebt. Eine Sucht ist dadurch auch ein stiller Hilferuf, weil die Sehnsucht nach Anerkennung und eigener Wertschätzung aus den verschiedensten Gründen unerfüllt geblieben, aber für unseren Lebenswillen essentiell ist. In Drogen und Sucht zu fliehen hat ultimativ das Ziel, glücklich zu sein. Den Wunsch nach anhaltendem Glück. So versuchen wir nicht nur, unser Glück zu behalten, sondern Unglück zu entfernen und hängen dadurch in einem Raum fest, in dem wir nie wirklich glücklich, weil nie wirklich unglücklich sind. Um Emotionen in ihrer Fülle zu erleben, müssen wir auch ihre Gegenpole ganz erleben. Es gibt keine Technik, die einen großen Teil unseres Spektrums an Emotionen abschneidet, um nur noch den gewünschten Teil zu erleben. Es ist, als gäbe es eine Balance, die besagt, dass das größte Glück nur für den zugänglich ist, der die größte Angst, Trauer und Unglück durchlebt hat. Das ist der harte Teil von Glück. Wie oft wünschen wir uns sehnsüchtig, dieses eine Glücksgefühl für immer zu haben und diese eine schlechte Emotion für immer zu verdauen?

Der Kampf gegen uns und unser Unglück bestätigt unsere falschen Annahmen über uns selbst. Denn wenn du wirklich glücklich bist, verschwendest du keine Gedanken an dein Unglück. Um diesen Zustand zu erreichen, musst du dein Unglück durchleben und diesen Moment zulassen, um daraufhin glücklich sein zu können. Wer das nicht tut, hängt an einem Ende des Spektrums, ist in die negative Ecke gedrängt und findet den Ausweg nicht. Dadurch entsteht ein Suchtdruck, der Versuch, die positive Seite zu erzwingen. Befeuert wird dieser Leidensdruck von den Medien um dich herum. Überall Menschen, die glücklicher, gesünder und erfolgreicher sind als du. Ständig wird dir der Optimierungsgedanke vermarktet, der dir sagt, dass du noch 5% glücklicher, erfolgreicher, achtsamer, freier, und und und sein könntest. Die Lösungen sind überall: Achtsamkeit, Heilung, Meditation, Yoga. Als gäbe es Wege, über Emotionen zu bügeln, um die Ausschläge von Hoch und Tief zu glätten. Wie langweilig. Und schädlich. Denn das Problem ist, dass wir dadurch den Glauben erlangen, dass es nicht normal ist, manchmal auch unglücklich zu sein. „Irgendwie muss da etwas mit mir nicht in Ordnung sein. Die anderen sind ja alle glücklich." Und weil du dem Unglück Widerstand leistest, vermeidest du gleichzeitig sein Gegenteil: das Glück. Statt Unglück zu durchleben und Glück zu ermöglichen, versuchst du es zu umgehen, und Suchtmittel helfen dir dabei.

Das, was dich gerade in die Welt der Pornos zwingt, ist die Gegenbewegung zu dem, was eigentlich gerade in deinem Leben ansteht. Wenn du in der Ecke der Pornos hängst, kennst du vielleicht nur diesen Weg für deine Verbindung. Pornos sind dann eine schlechte Übersetzung deines Wunsches nach Kontakt mit dem Gegenüber, der Welt oder mit dir. Mit Pornos lenkst du dich dann von denjenigen Dingen ab, die wirklich gesehen werden wollen. Deine Sucht beinhaltet dadurch bereits die Botschaft, die du nur entziffern musst. Und wenn du ehrlich bist, kennst du die Nachricht deines Unterbewussten genau. Nur, dass du vielleicht glaubst, dass die Außenwelt sich nur ändern müsste, damit du der Alte bleiben kannst. Dann liegt der Maßstab für dein Glück im äußeren Umstand, ist an eine Bedingung geknüpft, von der du selbst nicht glaubst, dass sie in Erfüllung gehen kann. Da deine Realität jedoch nur beständig das ist, was du im Außen spiegelst, ist es deine Aufgabe zu entscheiden, in welcher Welt du leben willst. Erst wenn du im Innen rein mit dir bist, zeigt sich der innere Zustand in deinem äußeren Umstand. Dann fallen Süchte ganz automatisch von dir ab, weil du sie nicht mehr als Füllmaterial der wahrgenommenen Löcher deiner Welt benötigst. Einfach darum, weil es diese Löcher nicht mehr gibt.

Der Anfang deiner Heilung ist also die Beschäftigung mit dir selbst und dem Sozialabgleich mit dem Gegenüber. Du lenkst dich mit Pornos von emotionalen und unangenehmen Dingen ab: Gespräche und Konfrontationen, Scham und Schuldgefühle, Leistungsdruck, Angst vor Ablehnung oder vor Erfolg, Angst vor deiner eigenen Großartigkeit. Wenn du mit einer Sucht aufhörst, werden diese Dinge ganz automatisch in den Vordergrund kommen. Und wenn du keine neuen Antworten auf alte Gefühle hast, werden Pornos für dein Gehirn eine bekannte Taktik sein, ihnen zu entkommen. Der bessere Weg ist die proaktiv Konfrontation.

Stelle dir also die Fragen und beantworte sie am besten schriftlich:

Wann kommt dir der Impuls, einen Porno zu schauen?

Sind es Situationen, in denen du alleine bist? In denen du eine Enttäuschung erlebt hast oder sogar einen Erfolg feierst?

Wovor läufst du davon?

Was vermeidest du mit Pornos, das eigentlich gerade in deinem Leben ansteht? Was machst du dir leichter, indem du dich mit Pornos ablenkst?

Was würde ein gesunder Mann tun?

Was wäre die bessere Art, mit deiner Situation umzugehen? Wie könntest du dein eigentliches Bedürfnis als verantwortungsvolle Person erfüllen?

KAPITEL 7

DEINE WAHRNEHMUNG IST REALITÄT

Kennst du den Film „Die Truman Show“? Der Film mit Jim Carey handelt davon, wie ein Mensch sein ganzes Leben lang in seiner eigenen Fernsehserie gelebt hat. Von Klein an waren alle Menschen, Situationen und Umstände dazu ausgelegt, die Zuschauer außerhalb dieser künstlich erschaffenen Welt zu unterhalten. Alles folgt einem Drehbuch. Bis der Protagonist eines Tages durch einen Zufall heraus findet, dass alles um ihn herum nur für ihn geschieht. Er beginnt mit dem Leben zu spielen, um seiner alten, falsch angenommenen Realität zu entfliehen.

Wenn du aus der Vogelperspektive auf unsere Welt schaust, fällt dir sicher ein Paradox auf. Es gibt außerhalb deiner persönlichen Wahrnehmung keine Realität. Alles, was in deinem Leben passiert, nimmst du mit deinen Sinnen wahr. Die Wahrnehmung deiner Sinne setzt sich in deinem Gehirn zu einem Ganzen zusammen, was du als Welt interpretierst. Niemand kann wirklich verlässlich sagen, dass er die Welt so sehen kann, wie du sie siehst. Es gibt außerhalb von dir keine objektive Kamera, die dir einen Film dieser Welt zeigen könnte „wie sie wirklich ist". Selbst wenn es ihn gäbe, wärst du der subjektive Betrachter, der den Film sieht. Man könnte deshalb sagen, dass es auf der Welt Milliarden Arten von Realitäten gibt. Folglich gibt es keine offizielle Version „wie das Leben ist" und wir sehen sie nur aus unserer eigenen Interpretation aus dem, was um uns herum passiert und wie wir es deuten. Wenn es außerhalb von dir keine Realität gibt, ist die Welt das, was dein Gehirn aus allen Sinneskanälen zusammen setzt. Alles geschieht durch dich. Ohne Sehnerv, dein Fühlen, Schmecken, Riechen und Hören gäbe es die Welt nicht. Ohne sie könntest du nicht ein mal das schwarze Nichts um dich herum wahrnehmen, denn dazu würde dir der Sinn fehlen. Dein Sein wäre nicht. Folglich bist du der Grund, warum es deine Realität überhaupt gibt. Du entscheidest durch deine Glaubenssätze, Handlungen und Gewohnheiten selbst, wie du die Welt um dich wahrnimmst. Wie groß deine Welt ist, wird durch deine Wahrnehmung limitiert. Alles, was du in deiner Wahrnehmung von der Welt weißt, ist ein riesige Puzzle, das Millisekunde für Millisekunde in deinem Kopf zusammengesetzt wird.

Pornos mögen aktuell noch ein Bestandteil dieser Realität sein. Und Pornos machen deine Welt klein. Denn Pornos sind ein Film, ein Produkt, das mit deiner Fantasie in deinem Kopf spielt. Pornos und Fantasien sind nicht echt, in deiner Wahrnehmung jedoch völlig real. Für den Moment, indem du einen Porno schaust, erlebst du fiktiven Sex mit Frauen und diese Vorstellung wird Teil deiner Realität. Das fühlt sich im Moment gut an. Vor allem dann, wenn dein langweiliges Leben mit diesem spannenden Bild angereichert wird. Pornos bieten dir ungeahnte Möglichkeiten und machen die Welt in deinem Kopf zu einem viel besseren Film als dein gegenwärtiges Erleben. Das Kino in deinem Kopf ermöglicht es dir, zu jedem Zeitpunkt in eine Realität zu flüchten, in der dir Sexualität sehr viel leichter erscheint. Im Vergleich dazu sind echter Kontakt mit Frauen und Intimität viel aufwändiger und beinhalten die Gefahr der Ablehnung. Das will dein Gehirn vermeiden. Es ist daher wesentlich leichter, in deiner Fantasie zu leben. Mit der Zeit fällt es dir jedoch immer schwerer, zwischen vorgestellter und erlebter Realität zu unterscheiden. Der Sex mit digitalen Frauen erscheint dir als lebendiger Bestandteil deines Alltags. Du weißt zwar, dass das nicht wirklich Sex ist. Deinem Gehirn ist das jedoch nicht wichtig und es genießt die Fantasie.

Je öfters du dir im Rausch der Pornos eine Situation als geglückt vorstellst (Du weißt schon, der Rockstar, der die ganzen Frauen flachlegt) wird dein Wille, diese Erfahrung in der Realität zu erfahren, immer geringer. Für deine Wahrnehmung ist das Erreichen des Ziels nämlich schon abgehakt - wozu also noch Motivation? Durch dein mentales Wichsen verlierst du so immer mehr den Kontakt zu deinem Willen, deine Ziele wirklich zu erreichen. Der Spalt zwischen Wunsch und Wirklichkeit wird immer größer. Woran liegt das? So, wie du deine Realität letztendlich im Kopf aus allen Sinneskanälen zusammen setzt, werden Fantasien ein Teil deiner Welt. Hast du jemals einen Horrorfilm geschaut und hattest richtig Angst, obwohl du wusstest, dass du bequem auf dem Sofa im Wohnzimmer sitzt? Dein Gehirn unterscheidet nicht zwischen dem, was wirklich in deinem Leben passiert und dem, was du dir lebhaft mit allen Sinnen vorstellst. Die Attraktivität deiner Wünsche nimmt ab. Die Diskrepanz in deinem Erleben nimmt zu. Auf diese Weise und mit dem Rausch in deinem von Pornos gefluteten Gehirn desensibilisierst du dich für die feinen Wahrnehmungen in der Welt. Je intensiver du Momente mit Hilfe von Masturbation fiktiv erlebst, umso weniger interessant werden Alltägliche Dinge für dich. Der Sonnenaufgang am Strand von Bali? Irgendwie wie jeder andere auch. Das neue Computerspiel? Nach Tagen schon langweilig. Mit Leuten reden und gemeinsam ausgehen? Gibt nichts wirklich zu erzählen. Das ganze Leben wird irgendwie stumpf. Alle diese Situationen, die dich potentiell glücklich machen können, sind irgendwie langweilig. Wo dich als Kind eine Seifenblase noch begeistert hat, brauchst du heute einen viel intensiveren Eindruck, um überhaupt irgendwas zu spüren. Deine Ausbildung, Studium, dein Job oder deine Aussichten für die Zukunft werden grau. Die Motivation, dein Leben zu planen, beschränkt sich auf immer kürzere Zeiteinheiten. Irgendwann gehst du abends ins Bett und hoffst, dass morgen einfach nur besser wird als heute. Hast du heute überhaupt gelebt?

Der Hahn im Hühnerstall

Wenn du Pornos schaust, ist dein Gehirn einfach gesagt auf einen Kick aus. Pornos locken deine Aufmerksamkeit in eine digitale Welt, die dazu da ist, dir kurzfristige Belohnungen zu verschaffen. Sicher kennst du bereits den Drang auf Facebook zu schauen, weil seit den letzten 2 Minuten etwas Neues passiert sein könnte. Sobald dir langweilig wird, kitzelt da etwas in dir und du wirst unruhig. Schuld an diesem Kitzeln ist das Hormon und der Neurotransmitter Dopamin. Dopamin ist in seiner Grundfunktion ein Botschafter zwischen Nervenzellen. Das Hormon bewirkt in erster Linie Gefühle wie Freude, Lust und Motivation zur Befriedigung von Bedürfnissen. Für alles, was wir mit „gut für uns“ in Verbindung bringen, schüttet unser Gehirn

Dopamin aus und motiviert uns hin zu diese Sache und belohnt uns im Anschluss mit guten Gefühlen. Auch für jede Neuigkeit, die es zu erfahren gibt, schüttet dein Belohnungszentrum im Gehirn Dopamin aus. Deine Aufmerksamkeit wird so immer wieder auf neue Stimulationen gelenkt. Alles Neue ist spannend und muss erkundet werden. Nach einiger Zeit lässt das Level an Dopamin ganz natürlich wieder nach, um für die nächste gute Sache wieder Motivation entfachen zu können. Weil dein Gehirn diesen Zustand bevorzugt und du nach der Stimulation immer wieder Glückshormone als Belohnung erhältst, sucht dein Gehirn immer wieder den Kick des Neuen. Neue Dinge, aufregende Dinge, witzige Dinge - jedes mal ein neuer Schuss Dopamin. Jedes mal ein gutes Gefühl.

Das Belohnungssystem für diesen Mechanismus sitzt in einem der ältesten Teile unseres Gehirns und ist im Grunde dazu da, unser Überleben im weitesten Sinne zu sichern. Es unterscheidet modellhaft ausgedrückt zwischen zwei Zuständen: „gut für mich“ und „schlecht für mich“. „Hin zu“ und „Weg von“. Schlecht für uns waren auch schon vor Millionen von Jahren Dinge, die unser Leben bedroht haben: giftige Früchte, feindliche Menschen, tödliche Tiere. Dein Gehirn gibt in diesem Fall ein einfaches Signal: nichts wie weg von hier. Fight or flight. Ein Schuss Dopamin in Kombination mit Adrenalin versetzt deinen Körper in Kampfbereitschaft. Er gibt dir einen extra Schuss Energie für den anstehenden Kampf oder zur Flucht. Die andere Seite gilt denjenigen Dingen, die gut für unser Überleben und unseren Fortbestand sind und waren: Soziale Bindung, Nahrung und Fortpflanzung. Dafür gibt dein Belohnungssystem große Mengen an Dopamin frei, um deine Anziehung zu diesen positiven Dingen sicher zu stellen. Viel Dopamin heißt dann „sehr gutes Gefühl“ und „das will ich unbedingt haben". Dopamin gibt uns jedoch nicht nur die Motivation hin zu einer Sache. Die neuronale Bahnen, die zu einem Handeln geführt haben, dass durch Dopamin mit „gut für mich" markiert wurden, werden zudem noch verstärkt. Dein Gehirn merkt sich so, dass eine Sache „sehr gut für dich" war, belohnt dein Handeln mit Glückshormonen und schafft so ein Verlangen nach der Wiederholung. Dein Gehirn passt sich an deine Gewohnheiten an und stärkt Verbindungen, die dich in Verbindung mit viel Dopamin sehr glücklich gemacht haben.

Wenn du über Jahre hinweg deine Sexualität nicht ausgelebt hast, Sex in deiner Familie nie eine Rolle oder sogar eine negative Rolle gespielt hat oder du negative Emotionen, bewusst oder unbewusst, mit Sex in Verbindung bringst, dann ist es dir sicher schwer gefallen, dein Bedürfnis auf eine offene und natürliche Art und Weise zu erleben. Deinen Instinkten ist dieser Umstand egal. Denn Sexualität ist aus evolutionsbiologischer Sicht überlebenswichtig und der Orgasmus ein drängendes Bedürfnis, das sich den Weg nach draußen bahnen will. Da kamen Pornos genau zur richtigen Zeit an der richtigen Stelle in dein Leben. Pornos sind dadurch nichts anderes als der Beweis für Sexualität als ein grundlegendes Bedürfnis unserer Menschlichkeit. Was der Schleier von Scham, Moral, Gewissen und Glaubenssätzen verdeckt, findet einen anderen Kanal, der dir als Ersatz für unterdrückte Instinkte dient. Das Hormon Dopamin ist nicht schuld an diesem Druck. Es tut, was es immer getan hat: Dich hin zu Sex zu motivieren. Nur wenn du länger keinen Sex hattest, bist du in einem Extrem des sexuellen Spektrums gefangen und dein Gehirn wittert jede Chance auf Sexualität als evolutionären Jackpot. Stelle dir vor, wie es für einen Neandertaler wäre, dem über Jahre sein natürliches Bedürfnis nach sozialer Bindung und Fortpflanzung untersagt wurde, heute zu leben. Nahrung, Sex und Stimulation sind überall und 24 Stunden am Tag verfügbar und problemlos zu haben. Es gibt so viele neue Reize und Eindrücke, dass sein Gehirn wie ein Feuerwerk Dopamin abfeuern würde. Er würde wahrscheinlich masturbierend vor dem Computer sitzen, während er einen Big Mac isst und ihn mit einem Double Mocca Frappucciono von Starbucks herunter spült. Diese ganze Nahrung, Zucker, Sex und Stimulation würden ihn in den Wahnsinn treiben. Sein Gehirn wäre ungezügelt auf dem Marktplatz der Überlebenschancen und würde jede neue Möglichkeit sich zu vermehren wahrnehmen. Er würde bis zur vollkommenen Erschöpfung alles daran setzen, seiner Motivation nachzugehen und hätte innerhalb weniger Minuten so viele Frauen in Online Pornos bestiegen, wie er zu seiner Zeit in mehreren Lebzeiten nicht einmal gesehen hätte. Und genau das machst du, wenn du Pornos schaust. Während du in der heutigen Zeit aufgewachsen bist, stecken dein Gehirn und seine Funktionen teilweise noch in Mechanismen, die Millionen Jahre alt sind. Du bist längst nicht mehr in deinem Leben bedroht. Es warten keine hungrigen Tiger auf jedem Baum auf dich und der menschliche Fortbestand ist gesichert. Dein Gehirn unterscheidet trotzdem immer noch zwischen gut für dich und schlecht für dich und gibt dir entsprechende Impulse.

Für jede neue Möglichkeit auf Sex, jede neue Szene, jeden neuen Film, gibt dein Gehirn einen Schuss Dopamin oben drauf. Mit jeder neuen Chance auf Fortpflanzung, egal ob real oder fiktiv, feuert dein Gehirn deine Motivation und Erregung an, um die nötige Energie aufzubringen, die Chance wahr zu nehmen. Jede neue Partnerin wird zu einer weiteren Chance zur Fortpflanzung. Die Option auf eine weitere Befruchtung befeuert auch hier unser Gehirn mit Dopamin, weshalb wir bei jeder neuen Partnerin einen Schuss bekommen, der bei einem immer gleichen Partner ausbleiben würde. Diesen Effekt nennt man den Coolidge Effekt. Er ist benannt nach Calvin Coolidge, dem 30. Präsidenten der USA, der eines Tages eine Farm besuchte. Als seine Frau Mrs. College den Hühnerstall betrat, fiel ihr auf, mit wie vielen Hennen der Hahn sich fortpflanzte. Auf ihre Frage hin, wie oft der Hahn die Hennen besteige, sagte der Bauer „dutzende Male“. Sie antwortete ihm: „Sagen Sie das meinem Mann“. Als die Nachricht bei Präsident Coolidge ankam, fragte er „Jedes mal die gleiche Henne?“. „Nein, jedes mal eine andere“ lautete die Antwort. „Sagen Sie das meiner Frau!“.

Der Coolidge Effekt ist heute zwar einem Witz, er ist jedoch wissenschaftlich fundiert. Als Hamster Sooty in einem englischen Forschungslabor im Jahr 2000 aus seiner Einzelhaft in den Weibchenkäfig ausbrach, demonstrierte er der Welt, was der Coolidge Effekt in realer Umsetzung bedeutet: In einem sexuellen Amoklauf bestieg er in einer Tour alle der 24 Weibchen bis er am nächsten Tag völlig ausgelaugt und ermüdet in der Ecke des Käfigs aufgefunden wurde. Nach seinem darauf folgenden 2-tägigen Schlaf und kurze Zeit später war Sooty stolzer Vater von 42 Nachkömmlingen. Was Sooty eindrucksvoll bewiesen hat, ist die Grundidee des Coolidge Effekt: Wenn unser Gehirn die Aussicht auf Fortpflanzung und Erhalt unserer Spezies hat, stehen alle anderen Bedürfnisse hinten an. Das Überleben unserer Art hat für unser Gehirn vordersten Rang und es geht auf sexuelle Völlerei. Was bei Sooty im Käfig passiert ist, wird beim Menschen vom Versand gezügelt. Was jedoch passiert, wenn durch Pornos der Sex nur im Kopf stattfindet und keine 42 Nachkömmlinge drohen, wird bei Pornos deutlich.

Wenn das Gehirn bei jeder Möglichkeit zum Sex Motivation entfacht, wenn es nicht zwischen Fantasie und Realität unterscheiden kann und es im Überfluss so richtig zuschlägt, was passiert dann auf einer Porno Webseite? Es befindet sich auf dem faszinierendsten Freizeitpark, den es sich ausmalen kann. Jede neue Szene, jede Stellung, jede neue Frau ist für dein Gehirn ein Anlass für einen Schuss Dopamin. Das fühlt sich gut an und in diesem Rausch bist du gerne, manchmal für Stunden. Ein Bild führt zum nächsten und selbst schnelle Pornos sind dir vielleicht zu langsam, du springst vor und scrollst hin und her zu den Szenen, die dir einen ordentlichen Schuss verpassen. Du bist im Rausch und du spürst das Kribbeln in deinem Kopf genau. Dein Gehirn ist jetzt überflutet mit Dopamin und ein Scan deines Belohnungszentrum würde im Moment dem eines Kokainsüchtigen in nichts nachstehen. Du hast gerade nicht nur einen Dopaminstoß für einen Sexpartner erhalten, sondern im Kopf dutzende Partner und Szenen gewechselt, was deine Level an Dopamin jedes mal neu angehoben hat. Du hast eine heftige Erektion und lebst deine wildesten Fantasien voll aus. Die Rezeptoren von Dopamin in deinem Gehirn sind mit einer Flut an Hormonen überschwemmt. Du befindest dich wie ein Drogensüchtiger im Rausch.

Exzess und Abstumpfung

Dein Gehirn gewöhnt sich daran, dass dieses hohe Niveau an Dopamin normal ist. Die Rezeptoren zur Aufnahme des Hormons sind gleichzeitig von der extrem hohen Menge an Dopamin, die Pornos auslösen, maßlos überfordert. Das Resultat ist, dass deine Rezeptoren eine Toleranz entwickeln. Sie schützen sich dadurch vor den extrem hohen

Werten, die auf sie einwirken und verringern die aufnehmenden Rezeptoren dieser Botenstoffe. Dadurch wird der nächste vergleichbar hohe Schub an Dopamin weniger stark aufgenommen und der Überreiz ist weniger hoch. Um den gleichen Rausch beim nächsten Mal zu erhalten, muss dein Gehirn nun noch mehr Dopamin ausschütten, um die Rezeptoren noch stärker zu überfluten. Wie schaffst du das? Durch mehr Pornos, härtere Szenen, Fetische und Perversionen, die sich ins Endlose steigern lassen. Deinen Ausstoß an Dopamin steigerst du immer weiter, deine natürliche Schranke für die Aufnahme von Glückshormonen steigt und steigt mit. Und so tut es dein Verlangen nach Pornos. Szenen und Inhalte, die du früher noch als sehr erregend wahrgenommen hast, werden durch deine fortschreitende Abstumpfung mit der Zeit immer weniger interessant. Nicht, weil die Inhalte nicht tatsächlich erregend wären, sondern weil dein Gehirn sich an das Level gewöhnt hat und mehr Stimulation benötigt, um den gleichen Rausch zu erfahren.

Die Funktionsweise von Pornos in deinem Gehirn lässt sich sogar an der Entwicklung von Online Porno Plattformen widerspiegeln. Wo früher noch Bilder für eine hohe Erregung gesorgt haben, waren irgendwann Videos dran. Zusammenschnitte, sogenannte „Compilations“, aus mehreren Filmen waren nach einiger Zeit die Innovation, damit die Zuschauer in ihrem Rausch nicht auf den mittlerweile zwanzig Tabs im Browser wechseln müssen, um die Vielfalt der verschiedenen Filme genießen zu können. Diese Compilations haben es möglich gemacht, viele neue und unterschiedlichste Reize in einem Film zu sammeln, um deinen ständigen Drang nach Neuigkeiten zu bedienen. Später kamen Paginierungen am Seitenende dazu, die neben der Seitenanzahl auch einen Button hatten, mit dem man beispielsweise sieben Seiten in der Auflistung nach vorne springen konnte. Was rein rational keinen Sinn macht - auf Seite zwei waren genau so viele Neuigkeiten wie auf Seite sieben - macht aus Sicht deines Verlangens sehr viel Sinn. Denn die Erwartung von mehr Erregung löst in deinem Gehirn einen größeren Stoß an Dopamin aus, wenn die Wahrscheinlichkeit auf überraschende Neuigkeiten durch das Vorspringen auf zufällige Seitenzahlen wächst. Dopamin ist der Wegbereiter, der sprachlich übersetzt „Mehr, mehr, mehr!“ schreit und dich durch die Porno Plattformen treibt, je mehr du ihn anfeuerst. Ein sich selbst verstärkender Kreislauf beginnt. Deine Sessions mit Pornos werden immer länger, dein Wechsel zwischen Szenen, Webseiten und Fantasien immer größer. Auf die Steigerung der Vielfalt kommt irgendwann die Steigerung der Intensität. So endet die Suche im Internet nach mehr obszönen und neuartigen Inhalten wie Anal, Inzest, Teen, Cartoon, Hentai, Fetisch, SM, und so weiter, um die höhere Stimulation zu erreichen, die du nun benötigst, um erregt zu sein. Diese Toleranz kann sich über Jahre hinweg immer weiter entwickeln und die Nachfrage an intensiveren Inhalten findet online jedes erdenkliche Angebot.

Der Zement des Kreislaufs

Wenn dein Belohnungssystem nach einer Tätigkeit wie Masturbieren auf Pornos einen Schuss Dopamin abfeuert, verstärkt dein Gehirn die Verbindung der Neuronen, die für diese Tätigkeit zusammen arbeiten. Je öfter du diesen Kreislauf anfeuerst, umso stärker sind diese neuronalen Verbindungen und umso eher tendierst du dazu, dieses Verhalten zu wiederholen. Diese Verbindungen werden vom

Protein DeltaFoßB verstärkt. DeltaFoßB ist der Teer, der aus einer selten befahrenen Landstraße zwischen Neuronen in deinem Gehirn eine Rennbahn für die Formel 1 macht. So wird bald jede Art von Erregung oder sexueller Fantasie über die Rennbahn gelenkt, mit dem Nachteil, dass dadurch mit jeder Art von Stimulation immer mehr pornografische Fantasien beigemengt werden. So kann es sein, dass auch non-sexuelle Stimulationen wie zum Beispiel das erfolgreiche Erlebnis einer bestandene Prüfung ebenso in einem exzessiven Porno Session enden kann, weil dein Gehirn die Stimulation mit dem neurologischen Pfad der sexuellen Erregung verwechselt und nicht mehr unterscheidet. So führt mit der Zeit jeder orgastische Zustand zur Assoziation mit Masturbation als einzigen Weg, die entstandene innere Spannung zu verarbeiten. Dabei ist das Problem nicht die Spannung, sondern die Assoziation mit dem Weg der Verarbeitung. Tatsächlich muss dein Gehirn diese innere Spannung verarbeiten, um normal zu funktionieren.

Der Job von DeltaFoßB ist es, dich an die hohe Erregung zu erinnern und das Verhalten zu wiederholen. Auch merkt sich dein Gehirn dadurch den Moment der Weichenstellung, die Situation, an der die Belohnung durch ein Verlangen in der Großhirnrinde ausgelöst wird. Du sitzt gelangweilt auf der Couch, kommst von einem stressigen Tag nach Hause oder hattest mal wieder Stress mit deinen Chef oder deiner Freundin. Du scrollst durch Facebook oder Instagram, wo du - gewollt oder ungewollt - halb nackten Frauen oder sexuell reizvollen Inhalten begegnest. Vielleicht sitzt du noch dazu alleine an deinem Computer und öffnest einen neuen Tab in deinem Browser. Statt der Suche, die du eigentlich gerade eingeben wolltest, sagt dein Gehirn „Jetzt ist es Zeit für etwas Entspannung“ und gibt den initialen Impuls, einen Porno zu schauen. Jetzt hast du die verlockende Chance, dem stressigen Alltag zu entfliehen und für einen langen Moment von allen Sorgen frei zu sein. Die Rennstrecke in deinem Kopf leitet die Erregung in die Wege. Statt der Suche, die du eigentlich vor hattest, endest du auf einer Pornoseite. Statt der zehn Minuten, die du dir eigentlich für die Sache eingeräumt hast, werden Stunden von Pornos. Die Weichenstellung, der eine Moment, hat es gerade ermöglicht, zwischen Vernunft und schneller Belohnung zu wählen. Dein Gehirn bevorzugt Belohnung. Dieser Moment wird eine der wichtigsten Situationen, wenn es um das Beenden von Pornosucht geht.

Die Droge der Drogen

Süchte werden nach neuesten Ansichten nicht mehr in Abhängigkeiten von bestimmten Substanzen, sondern in mentale Zustände kategorisiert. Seitdem fallen Spielsucht, Sex und Pornografie in die gleiche Kategorie wie die Abhängigkeit von Kokain oder Heroin. Vereinfacht ausgedrückt, wirken sich alle Drogen, egal ob Substanzen, Spielsucht oder Pornos auf einen ähnlichen Bereich im Gehirn aus, bei dem das Belohnungssystem und Dopamin eine übergeordnete Rolle spielen und für den Drang nach Wiederholung maßgeblich sind. Dopamin wird dadurch zur Droge der Drogen. Kein Dopamin, keine Sucht. In mehreren Studien wurden für diese Erkenntnis die Gehirnaktivitäten von Kokainsüchtigen und denen von Pornosüchtigen durch MRT Scans verglichen. Dadurch wurde gezeigt, dass beim Ansehen von pornografischen Inhalten die gleichen Gehirnregionen aktiv sind, die auch bei stofflichen Süchten wie Kokain oder Heroin aufleuchten. Gehirnregionen werden dadurch jedoch nicht nur aktiv, es findet auch eine Veränderung im

Belohnungszentrum statt. Das Gehirn ist ein Organ, das seine Form und Funktion an die Umstände anpasst. Internetsucht, Spielsucht und Pornos ermöglichen in deinem Gehirn die sofortige Belohnung durch die Befriedigung eines Bedürfnisses. Dadurch werden diese Aktivitäten fortan bevorzugt und in deinem Belohnungszentrum als Abkürzungen gespeichert. So wie Kokain schnell Glückshormone auslösen kann, können Pornos dann schnell Befriedigung und Entspannung bringen. Für dein Gehirn ist das ein echter Gewinn, denn so ist das generelle Ziel nach Glück und Freude viel schneller als durch andere Aktivitäten erreicht. Es ist einfacher, einen Porno zu schauen, als die ganze Arbeit eine Person kennen zu lernen, sie zu Daten, gemeinsam etwas zu unternehmen bis du schließlich Sex mit ihr haben wirst. Was der natürliche Verlauf der Dinge wäre, ist für das Gehirn, das um die Abkürzung weiß, mit sehr viel mehr Anstrengung und Arbeit verbunden. Die Abkürzung ist dadurch spontan sehr viel attraktiver. Dass dadurch deinem Willen an der Arbeit nach langfristigem Glück geschadet wird, ist für ein Gehirn egal. So entsteht der Kreislauf der unmittelbaren Belohnung vs. langfristiger Erfüllung. Es entsteht der Kampf zwischen Wille und Sucht.

Die Kollision Deiner Fantasie

Damit etwas anders wird, musst du dich verändern. Je mehr du in digitalen Fantasien gebadet hast, umso weniger erkennst du deine realen Möglichkeiten. Dein Wille zur Veränderung wird mit zunehmender Stagnation immer weniger. Du hast dich vielleicht bereits so in deine Gewohnheiten und in deiner Komfortzone eingerichtet, dass jede neue Situationen, jeder Versuch, etwas anderes zu tun, als das, was du immer tust, eine Gefahr für deinen gemütlich eingerichteten Lustbunker wird. Wenn dich außerhalb deiner Fantasie nichts wirklich mehr reizt, wird dein wahres Erleben immer geringer und die Welt um dich herum schrecklich klein. Jedes mal, wenn du in deinem kleinen Gefängnis durch einen Schlitz nach draußen schaust, erscheint die Welt „da draußen" immer größer und gefährlicher. Einen Anfang zu finden, wird zur echten Herausforderung und zum Stressfaktor. Zudem hast du mit der Zeit durch Pornos die schnelle Lösung der langfristigen Arbeit vorgezogen. Du und dein Gehirn haben sich daran gewöhnt. Warum also langfristig an deinem Erfolg arbeiten, wenn du die Abkürzung zum Glück kennst? Wenn es unangenehm wird und die Situation dich stresst, braucht es nur 5 Sekunden und dir geht es ein bisschen besser. Klick - Tipp - Klick - Ah. Der schnellste Weg zu einem guten Kick. Wenn deine Fantasie jedoch nach dem Wichsen auf die nüchterne Realität trifft, kollidieren zwei Welten. Die eine Realität hat nur in deinem Kopf stattgefunden, während du die andere über alle deine Sinne im echten Leben erlebst. Nur die zweite dieser Realitäten lässt dich satt und befriedigt zurück. Die Wichser-Realität ist aus dieser Sicht nur ein Körperreflex und nicht mehr. Diese Diskrepanz führt im Endeffekt zu Spannung, wenn angenommene und wahrgenommene Realität eine große Lücke aufweisen. Dann sind wir nur teilbefriedigt und es fehlt uns der Abgleich und Kontakt mit dem Außen.

Trotz diesem Wissen über ein inkonsequentes Verhalten ist es oft leichter, eine schlechte Realität zu vertreten, als tatsächliche Veränderung anzugehen. Unser Gehirn liebt diese Realität, ist sie doch tief in die Geschichte unseres eigenen Überlebens eingebettet. Wie könnte meine Sicht auf die Welt falsch sein, wenn ich doch genau mit dieser Strategie bis hier hin überlebt habe? Das ist das schwierige an Veränderung: das Zulassen einen neuen Annahme mit dem Risiko, meine alten Verhaltensmuster in Frage zu stellen, obwohl ich mit ihnen bis hier überlebt habe. Das Gehirn läuft hierbei unter dem Motto „never touch an running system" und macht dabei den Denkfehler, nur ein System als funktionierende Alternative anzusehen. Dabei unterscheiden wir nicht, ob die aktuelle Situation oder die angestrebte Veränderung lebensbedrohlich ist - die Wahrnehmung macht sie dazu. Dein Gehirn will ungern etwas aufgeben, das aus Sicht deiner Bedürfnisse bisher gut funktioniert. Für dein Gehirn und seine gewaltige Gabe, deine Vorstellungen als real zu deuten, hast du mit Pornos eine unerschöpfliche Quelle für deine Fortpflanzung gefunden. Beweis genug. Warum also daran etwas ändern? Was du weißt, dein Gehirn aber ausblendet, ist, dass deine Fantasien dir zwar real erscheinen, für dein Erleben in der Welt jedoch keine wirkliche Realität haben. Auch wenn du mit Millionen von sexy Frauen in Filmen geschlafen hast, weißt du, dass dabei eine Sache fehlt: die körperliche Referenz. Die ist nämlich nicht alleine von deiner Vorstellung zu begreifen und der Maßstab für die Wirklichkeit deiner erlebten Welt. Ohne körperliche Referenz bleibt die Lücke, die mit echter Erfahrung gefüllt werden will und bis da hin an dir nagt. Was du für die Veränderung tun musst, ist zunächst die Akzeptanz, dass du für dein eigenes Erleben verantwortlich bist. Du hast die Wahl, dir deine Realitäten auszusuchen. Es liegt an dir, ob du die guten oder die schlechten Seiten siehst, positiv oder negativ durch die Welt gehst, Pornos schaust oder Sexualität erlebst. Realität erleben, heißt Fantasie mit Wirklichkeit abgleichen. Nur wenn du das, was du dir in deiner Vorstellung ausmalst wirklich erlebst, hast du nachher das befriedigende Gefühl, wirklich gelebt zu haben. Pornos bleiben so lange sexuelle Fantasien in dir, bis du sie mit dem echten Erlebnis gestillt hast. So lange bleibt das Erlebnis nur ein unbefriedigendes Kino in deinem Kopf.

Realität ist, was du daraus machst

Wenn du den Film die Truman Show gesehen und die Geschichte dahinter verstanden hast, weißt du, dass Realität das ist, was du als Wirklichkeit sehen willst. Wie es der Architekt der Welt der Truman Show in seinem Interview im Film sagt:

„Wir akzeptieren die Realität der Welt, die uns präsentiert wird.... Wenn Truman wirklich den Entschluss fassen würde, die Wahrheit zu erkennen, könnte ihn niemand aufhalten. Wenn seine Versuche nicht Ausdruck vager Ambitionen wären, gäbe es kein Mittel ihn davon abzuhalten, seiner künstlichen Welt zu entfliehen. Was an ihm nagt, ist, dass er selbst sein Gefängnis der Freiheit vorzieht."

Wir selbst sind Repräsentant unserer Realität. Alles, was wir tun, alle Gewohnheiten, Verhaltensweisen und unsere Persönlichkeit sind optimiert auf das, was wir heute haben. Was du willst, erkennst du an dem, was du hast. Die Welt, wie wir sie wahrnehmen, ist eine Übersetzung unserer inneren Welt. Aus dieser Sicht erkennst du, dass das Leben nicht um dich passiert, sondern, dass das Leben durch dich geschieht. Dann erkennst du den Schlüssel, um deine Realität zu verändern. In Wahrheit kann dein Leben jede Form annehmen, wenn du verstanden hast, dass du sie erschaffst. Frei von Konzepten und irrationalen Einschränkungen, losgelöst von Angst und Befangenheit, kannst du dann dem Leben jede gewünschte Form geben. Das freie, echte, wahre

Leben ist das ungefilterte Erleben deiner Erlebnisses, mit allen Sinnen, von Moment zu Moment. Der Mensch strebt aus dieser Sicht weniger nach dem Glück als bleibenden Zustand als vielmehr nach Intensität als Zugang zur Lebendigkeit, die ihn glücklich macht. Intensität heißt Lebendigkeit, heißt Kontakt. Durch ihn erfahren wir das Echte, das Rohe, das uns befriedigter zurück lässt als jedes oberflächlich gestilltes Bedürfnis. Kontakt ist die Reibungsfläche zwischen angenommener Realität und echtem Erleben. Er ermöglicht uns, ein multidimensionales Leben zu erfahren, statt dem Wunsch nach einem gleichbleibenden Selbstbild nachzuhängen. Dieses Spiel mit dem Kontakt bewirkt eine konstante persönliche Transformation, durch welche sich die wahrgenommene Realität beständig verändert und uns eine Wirklichkeit schafft, in der Dopamin für das ausgeschüttet wird, was uns wirklich erfüllt.

KAPITEL 8

DIE HARTE REALITÄT WEICHER TATSACHEN

Frauen sind immer willige, versaute Bestien, die zu jeder Zeit Lust darauf haben, harten Sex mit dir zu haben. Oft natürlich nicht alleine, sondern mit mehreren, mindestens mit einer weiteren Frau, damit du zwischendrin auch mal Abwechslung hast. Manchmal auch mit einer Gruppe von Männern, die sie gleichzeitig in alle Körperöffnungen vögeln und ihr danach allesamt in das gleiche Loch spritzen. Im Film scheint alles so leicht und du musst nicht mit einem emotionalen Wesen in Kontakt sein, sondern mit einem Stück Fleisch, das immer Lust auf Sex hat. Da ist das Kennenlernen einer Frau von Null auf wirklich anstrengende Arbeit. Und bis sie dich ran lässt, vergeht eine Menge Zeit. Selbst wenn du es dann schaffst, sie ins Bett zu bekommen, bleibt die Angst, ob du dann so cool bist, wie du dich gegeben hast. Ob du wirklich der große Liebhaber bist, der Sex macht, wie er davon spricht. Und dann passiert es. Die Weichteile in deiner Hose bleiben…weich.

Wenn Betroffenen dämmert, dass Pornos zu einem Problem geworden sind, dann in vielen Fällen durch die

Hintertür: Probleme beim Sex im realen Leben. Keine Erektion, kein Orgasmus, keine Lust. Was mit Pornos reibungslos klappt, ist mit einem Partner plötzlich nicht mehr möglich. „Was ist nur mit mir los?“ Der Link zu Pornos als mögliche Ursache ist für den Betrachter mit etwas Abstand offensichtlich, für jemanden, der während dem Porno eine volle Erektion hat, lange nicht sichtbar. Schnell geht deshalb der Fokus weg von Pornos zu Fragen über Selbstvertrauen und Körperbild. Wenn nach mehreren Fehlversuchen mit echten Partnern die Antwort ausbleibt, sind Potenzpille bis zu Gedanken über eine Penisvergrößerung nicht weit. Die Lösung liegt für die meisten Männer im Rationalen. „Es muss doch einen Weg zur Optimierung geben...“ oder „Das Kondom ist schuld!“. Erektionsprobleme und fehlende Lust auf Sex, die heute in Studien bereits bei Jugendlichen zwischen 16 und 21 Jahren festgestellt werden, rühren jedoch von anderweitig. Aus zwei Seiten der Überstimulation nämlich: physisch und psychisch.

Wenn du deinen Penis über Jahre hinweg wie ein Stahlrohr gebürstet hast, brauchst du dich nicht über fehlende Sensibilität wundern. Wie im Überlebenskampf gegen eine Anakonda entwickeln viele beim Masturbieren einen so festen Griff, der sich bei der Sache zwar gut anfühlt, dessen Druck eine reale Vagina jedoch niemals aufbringen kann. Dein Körper gewöhnt sich an diese Stimulation und was er als Gegebenheit erwartet, fehlt plötzlich beim Geschlechtsverkehr. Die fehlende Reibung bei deinem desensibilisierten Zauberstab macht jeden Penis zum Wurm, der sich nach der wohligen Enge deiner Hand sehnt. Dass ihr bestes Stück dabei blaue Flecke, Verbiegungen und fehlendes Feingefühl entwickeln kann, nehmen die meisten Pornosüchtigen für die Lust in Kauf. Umso befremdlicher ist das Gefühl in den Körperöffnungen deines Gegenübers. Die

Folge davon ist, dass deine Erektion nachlässt und die folgende Angst davor erst gar keine Erektion mehr zulässt. Studien zufolge steht die Häufigkeit, mit der du Pornos schaust zudem in direktem Verhältnis zu Depressionen, Stress und sozialen Ängsten, sowie körperlichen Symptomen wie Erektionsproblemen und Antriebslosigkeit. Mentale Probleme ergänzen daher deine körperlichen Symptome. Deine Erwartungen aus Pornos werden durch die normale Welt da draußen nicht erfüllt. Der fehlende Reiz mit „nur einem Partner" ganz normalen Sex zu haben, führt dann dazu, dass Pornosüchtige mit der Zeit Probleme bekommen, die nötige Erregung zu erreichen. Nun weißt du bereits, dass mit überhöhten Dopaminleveln in deinem Kopf irgendwann deine Rezeptoren für die Aufnahme des Hormons immer mehr dicht machen, um sich gegen die Überstimulation zu schützen. Dabei verhindern sie auch die Aufnahme, die du für eine Erektion benötigst, denn auch hierfür ist Dopamin gefragt. Deine Erektion entsteht nicht im Penis, sondern im Kopf. Der Hypothalamus, der Erregung vom Gehirn aus über deine Wirbelsäule in den Penis signalisiert, wird durch Dopamin, das dein Gehirn für diese Funktion freisetzt, aktiviert. Je mehr deine Rezeptoren das Hormon blocken, umso weniger werden die Schaltwege aktiviert, umso weniger kommt das Signal in deinem Schoß an. In Kombination mit deinem desensibilisierten Penis ist das eine fatale Mischung, denn Erektionen bleiben so bald ganz aus. An diesem Punkt spricht man dann von PIED - porno-induzierte erektiler Dysfunktion. Nicht körperliches Alter oder Krankheiten sind schuld an fehlenden Erektionen. Pornos sind schuld daran.

Dein Gehirn benötigt Dopamin um eine Erektion zu bekommen und aufrecht zu halten. Es wird immer schwerer, einen Steifen zu bekommen, über die Zeit des gesamten

Sex aufrecht zu halten und nicht zu früh zu kommen. Im Normalfall gibt es in deinem Kopf eine natürliche Erregungskurve, die dafür sorgt, Lust auf Sex zu bekommen, eine Erektion zu erlangen, eine ganze Weile aufrecht zu halten und zum Ende hin zu ejakulieren. Mit steigendem Reiz steigt der Dopaminlevel in deinem Gehirn und führt dich mit einem Partner zum Höhepunkt. Du hast dein Gehirn und deine eigene Erektion mit Pornos auf ein Niveau trainiert, bei dem sehr hohe Reize nötig sind, um körperlich erregt zu sein. Stelle dir vor, dass der Grundbedarf an Dopamin für deine Erregung bereits so hoch ist, dass du ihn mit der Aussicht auf „normalen Sex“ nicht mehr erreichst. Viele Pornosüchtige kennen die Situation, beim Küssen und Vorspiel eine harte Erektion zu haben. Zu Beginn scheint noch alles in Ordnung zu sein, sobald es aber zur Sache geht, erwartet dein Gehirn genau die Stimulation, die es im Verlauf einer Porno Session bekommt. Wo sonst stundenlange Wechsel zwischen Filmen und Szenen stattfinden, hast du nur normalen Sex. Mit nur einer Person. Wenige neue Impulse für dein sensationsgeiles Gehirn. Deine Dopaminlevel sinken. Und damit sinkt deine Erektion. Das Ergebnis sind Erektionsprobleme, die von Natur aus vor dem 50. Lebensjahr eher unnatürlich sind und oft mit einem sinkenden Testosteronwert beim Mann in Verbindung gebracht werden. Wenn du Pornos schaust und oft Probleme hast, mit einem Partner eine harte Erektion zu erreichen oder aufrecht zu halten, ist das ein ernsthaftes Signal. Das Paradox dabei ist gleichzeitig ein Hinweis dafür, dass deine körperliche Gesundheit noch nicht beeinträchtigt ist: Wenn du beim Pornos schauen eine volle Erektion hast, sind deine körperlichen Funktionen noch in Takt. Es würde heißen, dass das Dopamin in deinem Kopf ausreicht, die Schaltwege in deinen Penis zu erreichen. In manchen Fällen bleibt sogar hier die Erektion aus.

Deine Erwartungen in der realen Welt werden von Fantasien aus Pornos extrem erhöht. Dopamin schießt durch deinen Kopf, wenn Dinge besser als erwartet sind, sinkt jedoch schnell, wenn Erwartungen nicht erfüllt werden. Normaler Sex kann es nicht schaffen, die Abwechslung, Neuigkeiten und Erregung von mehreren Pornos mit „nur" einer Person zu erreichen. Wenn Dopamin sinkt, sinkt deine Erektion. Um im Bett deinen Mann stehen zu können, kann dein Zustand dazu führen, dass du grob oder gewalttätig werden musst, um den nötigen Kick für deine Stimulation und Erektion zu bekommen. Denn wenn die physischen Gegebenheiten gleich bleiben - es ist nunmal „nur ein Partner" - musst du auf deine Fantasie zurück greifen, um den Motor deiner Dopamin-Produktion für die benötigten Level anzufeuern. Wenn du dich zurück erinnerst, hat die Intensität der Pornos, die du als erregend empfindest, über die Zeit zugenommen. Dein Körper hat immer intensivere Eindrücke und Neuigkeiten gebraucht, um die gleiche Erregung zu erreichen. Was vor einem Jahr noch erregend war, scheint heute langweilig und alltäglich. Dein Gehirn ist konditioniert und du musst auch in der Realität in die Extreme gehen, um Stimulation zu spüren. Blümchensex ohne Licht ist dann einfach zu wenig. Nach einer gewissen Zeit wird Sex langweilig, weil die Erregung, die du mit Pornos erreichst, wesentlich höher ist, als die mit einer realen Person. Pornos vermitteln dir zudem ein vollkommen verdrehtes Bild, was Frauen an Sex gut finden und wie sie zum Sex stimuliert werden. Nicht jede Frau mag es, dir einen zu blasen, geleckt zu werden, geschweige denn Analsex zu haben und deinen Höhepunkt ins Gesicht gespritzt zu bekommen. Diese extremen Erwartungen geben dir einerseits ein unrealistisches Filmskript für eine Sache vor, die sich im Fluss zwischen zwei Menschen entwickelt. Andererseits setzt es dich und die Partnerin unter einen hohen Druck, die perfekte Szene abzuliefern, statt wirklichen intimen Kontakt zu haben. Du vergisst dabei, dass Pornos ein Akt sind, ein gestellter Film, der nichts mit der Realität zu tun hat. Weder die Penisgröße der Darsteller, noch ihre Ausdauer und Menge an Sperma stehen in einem realistischen Verhältnis, sondern sind überdurchschnittlich. Wenn du zu viele Pornos schaust, nimmst du schnell diese extremen Dimensionen als deinen eigenen Maßstab an. Dann wirkt dein Penis zu klein, deine Ausdauer ist ein Witz und deine Körperstatur ist gegenüber den Muskelpaketen aus Filmen mehr als dürftig. Das alles führt dazu, dass dein Selbstvertrauen sinkt und Erektionsprobleme vor allem in deinem Kopf entstehen.

Die steigende Toleranzgrenze für deine Erregung befeuert deine Suche nach immer größerer Stimulation im Internet. Stimulation findest du jedoch nicht nur in einfachen Pornofilmen, sondern zunehmend auch in Inhalten, die deinen Puls steigen lassen und deine Pupillen weiten - überraschende, schockierende oder Angst produzierende Inhalte, die Adrenalin freisetzen, welches dein Körper als Erregung interpretiert. Diese übersteigerte Stimulation, kombiniert mit sexuellen Inhalten, macht dich auf immer extremere Formen von Sexualität geil. So können Fetische entstehen, die in ihren Ausformungen immer wilder werden, was bis hin zu SOCD (sexual-orientation compulsive disorder), einer kognitiven Zwangsstörungen deiner sexuellen Ausrichtung gehen kann. Mit anderen Worten, bist du dir nicht mehr sicher, ob du vielleicht vom gleichen Geschlecht, Transsexuellen oder anderen dir sonst fremden Konstellationen erregt bist. Du bist dann irgendwann von Dingen entgegen deiner natürlichen sexuellen Orientierung erregt. Was dann kongruent zu deiner ausbleibenden Erektion mit einem Partner Sinn macht, kann dich leicht in die sexuelle Orientierungslosigkeit führen. Probleme mit deiner Erektion sind dann das Ergebnis deiner Verunsicherung, die deine gesamte Identität in Frage stellt. Diese Unsicherheit deiner Identität fällt dir sicher in einem Paradox auf, wenn du in deiner Fantasie Sex hast und dir einen Porno anschaust. Denn vor deinen Augen siehst du vielleicht Sex mit Frauen. In deiner Hand ist jedoch ein Schwanz. Ein zentrales Problem mit Masturbation auf Pornos ist nicht die Masturbation an sich, sondern die Sexualität, die du dabei erlebst. Denn die entsteht mit dir alleine, im homoerotischen Monolog. Mit anderen Worten: Du hast schwulen Sex. Mit dir selbst. Auch wenn deine Fantasien im sexuellen Kontakt sind, ist dein unmittelbares Erlebnis beim Masturbieren schwul. Was du siehst, wenn du Pornos schaust und was du analog dazu in der Hand bewegst, sind der Penis eines Darstellers und der Penis in deiner Hand. Für dein Gehirn und dein Körperempfinden ist der Zustand eindeutig. Du berührst dich. Später erfährt dein Gehirn als Rechenmaschine eine Dauerschleife als unlösbaren Konflikt. Es hat gelernt, dass du Muschi magst, wenn du Schwanz anfasst und muss nun herausfinden, wie du Schwanz anfassen kannst, um Muschi zu mögen. Anders ausgedrückt: Dein Gehirn sucht Konsistenz in dem, was dich befriedigt. Und weil das bisher ein Penis in deiner Hand war, fällt es ihm schwer, die Befriedigung in einer Vagina zu erkennen. Wie kann es sein, dass du einen stählernen Ständer beim Küssen hast, der sich in sein Häuschen zurück zieht, sobald ihre Schnecke feucht vor dir liegt? Eine Lösung dafür hast du in diesen Momenten körperlich kaum, aber ein Ass im Ärmel in Form der Fantasien in deinem Kopf. Trotz des sexuellen Dialogs, wenn eine Frau mit dir im Bett ist, brauchst du dann den erotischen Monolog mit dir selbst, um wenigstens mit deinem schrägem Verhalten und Fetischen eine Erektion aufrecht zu halten. Wenn er dann trotzdem schlaff zu werden droht, bevorzugst du Stellungen, in denen du deinen Penis sehen kannst und ziehst in öfter mal raus, nur um wie gewohnt daran zu rubbeln. Ziemlich schwul. Aber dein Unterbewusstes glaubt dem Folge leisten zu müssen, was es in der Masturbation erlebt hat und in Pornos sieht. Die entstehenden Fetische schränken deine sexuelle Ausdrucksfähigkeit stark ein, wenn eine Frau bestimmt aussehen muss, ihr Körper die und jene Form haben soll und du nur in der einen Stellung kommen kannst, und auch nur dann, wenn sie es in den Arsch nimmt. Beim Analsex könnte es dir jedoch egal sein, ob der Arsch einem Mann oder einer Frau gehört. Die Frau, die am Arsch dran hängt, ist jedoch gesellschaftspsychologisch für dein Unbewusstes beruhigender. Denn deine selbst antrainierte homoerotische Präferenz steht nicht nur im Konflikt mit deiner erlernten sexuellen Orientierung, sondern auch im Widerspruch zu normativen Botschaften der Gesellschaft. Und du dadurch wahrscheinlich im Konflikt mit dem, was du mit Masturbation tust. Denn von Kind auf, in deiner Erziehung, Bildung bis hin zu Filmen und Serien wird dir eine Welt von Heterosexualität vermittelt, die du nun subbewusst als deine angenommen hast, die aber nicht deinem Verhalten beim Wichsen entspricht. Deine Wahrnehmung steht im Widerspruch zu dem, was dir gut tut, und dem, was gut tun soll. Denn gut tut dir deiner Erfahrung nach ein Penis in der Hand.

Eine freie und unkontrollierte Sexualität wird auf dieser Basis und mit Fetischen und Vorgaben aus Porno und Kultur nur schwer erreichbar. Fetische werden zum großen Hindernis für den vollen, befriedigenden Orgasmus. Im

Laufe der Zeit wirst du dadurch immer unzufriedener, weil unbefriedigter. Die Idee in deinem Gehirn ist dazu einfach: mehr Wichsen und deine einzig mögliche, gelernte Sexualität ausleben. So hältst du den sexuellen Monolog aufrecht, auch wenn eigentlich im Außen gerade der Dialog mit einem Gegenüber stattfinden könnte. Das Drehbuch im Porno wird zum einzigen Drehbuch deiner Sexualität und die Palette deiner Möglichkeiten winzig klein. Der volle Orgasmus als vollständiger Kontrollverlust wird durch deine entstehenden sexuellen Kontrollzwänge immer unwahrscheinlicher. Wenn du den Orgasmus bisher nur als geglücktes Abspritzen eines steifen Penis gesehen hast, ermöglicht dir das Internet für diese Probleme in der Hose die schnelle Abhilfe. Die Sache mit deiner Erektion ist aber diese: Sie entsteht im Kopf, nicht im Penis. Potenzmittel wirken nur in den Blutgefäßen im Penis und so ist es nicht selten, dass selbst Viagra und Co. nicht zu einer Erektion führen, wenn die Voraussetzung im Kopf erst gar nicht geschaffen wurden. Erst wenn genug Erregung im Kopf stattfindet, kommt das Signal im Penis an, wo der Stoff dann wirkt. An diesem Punkt angekommen, erliegt jede Hoffnung dem Glauben an einen beschädigten Körper. Wer dann nicht in eine lethargische Depression abstürzt, erhöht auch hier die Dosis oder geht in den Missbrauch von Stoffen über. Deine Erektion einer Tablette überlassend, begibst du dich von einer in die andere Abhängigkeit, wenn dein Denken zur Annahme über geht, dass du das Mittel brauchst, um eine Erektion haben zu können. So wird Sex zu einem mechanischen Akt und spontaner Spaß unmöglich. Der Schaden, den dein Selbstvertrauen in sexuellen Situationen immer wieder erleidet, zeigt sich mit neuen Sexualpartnern dann am deutlichsten. Denn eine neue Variable kommt dazu: ein Gegenüber, das ganz eigene Vorlieben im Bett hat, von denen dein neurotisches Sexskript noch nichts weiß. Viele Männer berichten deshalb nicht unbedingt von dauerhaften Erektionsstörungen, sondern von Problemen mit der Erektion beim ersten Sex mit einem neuen Partner. Die Unsicherheit mit einer neuen Person und die Ungewissheit, ob es mit der Erektion klappt, gepaart mit früheren schlechten Erfahrungen in genau dieser Situation, macht es Männern schwer, sich zu entspannen. Angst verschlimmert die Sache noch zusätzlich. Denn dein Körper hat keine Zeit für Entspannung, während er sich auf die Flucht vorbereitet. Das Prinzip „Fight or Flight" ist die denkbar schlechteste Voraussetzung für die nötige Entspannung, die zu einer harten Erektion führt. Das Ergebnis ist eine Achterbahnfahrt der Erektionen. Dein Penis wechselt je nach Stimulation den Härtegrad und lenkt deine Konzentration und Angst immer wieder auf diesen Punkt. Kurze Pausen und Stellungswechsel werden tödlich für deinen Ständer. Oft ist ein Kondom überzuziehen und die kurze Pause, die Verpackung aufzureissen und die richtige Seite zu finden schon zu lange, um ihn oben zu halten. Viele Männer rammeln dann mit einem halb steifen Penis und lose sitzendem Kondom auf ihren Partner ein. Die schnellen Bewegungen, von denen sie sich erhoffen, sie machen deinen Penis steifer, führen zu schnell zum Klimax im Körper und sie kommen nach wenigen Minuten - statt erotischer Intimität ein schlechter Porno im Kopf und die körperliche Flucht nach vorne.

Egal ob sexuelle Achterbahn, versteifter Selbstausdruck oder körperliche Folgeschäden, klar ist, dass Erektionsprobleme der Horror für jeden Mann sind. Und daher nicht selten die Initialzündung für den Einstieg in einen Porno Reboot. Ab hier sind Pornos keine spaßige Freizeitbeschäftigung mehr, sondern ein ernsthafte Gefahr für deine Männlichkeit. Der Weg bis zur porno-induzierten erektilen Dysfunktion ist kürzer als du denkst. Es gibt jedoch Hoffnung. Unzählige Beiträge in Online Foren berichten, analog zu meiner persönlichen Geschichte, von der Heilung vieler Probleme mit der Erektion. Was dir heute noch wie eine unlösbare Herausforderung erscheint, konnte in nahezu allen Erfahrungsberichten im Porno Reboot in das komplette Gegenteil gewandelt werden. Das plastische Gehirn heilt sich selbst und hat die Fähigkeit, auch langfristige Beulen deines Sexualapparates wieder auszubessern. Der erste erfüllende Sex mit einer dauerhaften Erektion ist nicht selten der letzte Schritt in einem Reboot, der Pornos endgültig der Vergangenheit angehören lässt.

KAPITEL 9

DIE DEALER RECHNEN MIT DIR

Zucker, Zigaretten, Alkohol, Kokain, Heroin, Crystal Meth, Pornos. Der physikalische Faktor der Droge Porno wird mittlerweile mit dem vieler süchtig machender Stoffe gleich gesetzt. Was macht Pornos eigentlich so gefährlich? Ich stelle mir die Porno Industrie wie einen Drogendealer vor. Ihm geht es nicht um dein Wohlergehen oder darum, dass du wirklich Spaß am Leben hast. Ihm geht es in erster Linie um Cash. Viel Geld. Denn in der Portoindustrie ist deine Teilnahme mit etwa 100 Milliarden Dollar Umsatz im Jahr ein lukratives Geschäft. Heiße Ware also. In den USA alleine wird alle 39 Minuten ein neuer Porno fertig gestellt. Das entspricht mehr als 13.000 Filmen alleine in den USA pro Jahr.

Pornos sind jedoch nicht nur ein Handelsgut. In deinen instinktiven und primitivsten Bedürfnissen verankert, sind Pornos eine der härtesten Drogen der Welt. Kokain und Heroin lösen neben anderen Hormonen einen sofortigen Schuss Dopamin in deinem Kopf aus und geben dem Süchtigen die gewünschte Euphorie und Glücksgefühle, die auch Pornos im Gehirn auslösen. Anders als chemische

Substanzen jedoch, sind Pornos tückischer. Einerseits, weil sie keiner natürlichen Grenze unterliegen. Von Alkohol, Kokain und Heroin kann man leicht durch eine Überdosis sterben. Pornos jedoch verschaffen dir ohne schwerwiegende physische Nachteile den Kick, auf den alle Drogen aus sind. Zweitens, weil sie ohne Einschränkung der offensichtlichen körperlichen Fähigkeiten konsumiert werden können. Wenn du in der Mittagspause eine halbe Flasche Vodka trinkst, würde das durchaus negative Konsequenzen für dich haben. Auf die Toilette zu gehen und auf dem Smartphone ein paar Bilder und Videos zu schauen, beeinflusst dein äußeres Erscheinen am Arbeitsplatz kaum. Bei Masturbation kommt noch ein weiterer wichtiger Faktor dazu: die Pfeife ist dir an den Körper gewachsen. Der Suchtstoff ist in deinem Kopf. Wie schwer würde es einem Heroinsüchtigen fallen, von der Droge weg zu kommen, wenn sein Stoff an seinem eigenen Körper wächst?

Im Vergleich haben verschiedene Stoffe und Rauschmittel verschiedene Voraussetzungen, die sie zu potentiellen Suchtstoffen machen. Wissenschaftler haben diese Voraussetzungen für den Suchtfaktor einer Substanz definiert. Je mehr eine Droge den Kriterien der sogenannten 3 A's entspricht, umso leichter wird es, von dieser abhängig zu werden. Die 3 A's sind Accessibility (Zugang), Affordability (Erschwinglichkeit), Anonymity (Anonymität). In den meisten Fällen wie bei Alkohol oder Kokain, sind eine oder zwei dieser Voraussetzungen gegeben. In den meisten Fällen fehlt einer der Aspekte, die den Konsum einschränken. Selbst wenn du weißt, wo du Kokain her bekommst, ist es sehr teuer und daher limitiert. Selbst wenn du das Geld hast, dir Unmengen an Alkohol zu kaufen, wird dir jeder ansehen, dass etwas nicht in Ordnung ist. Das fehlen der Voraussetzungen limitiert die Möglichkeiten, mit gesundem

Verstand davon abhängig zu werden. Was Pornos so gefährlich macht, ist, dass sie alle drei Voraussetzungen erfüllen. Zugang? Online warten Unmengen an kostenlosen, qualitativ hochwertigen Szenen und Filmen auf dich, die jeder ohne Altersbeschränkung innerhalb weniger Sekunden aufrufen kann. YouPorn alleine hostet über 100 Terabyte an Pornos und seine Server haben im Schnitt mehr als 100 Millionen Seitenaufrufe pro Tag. In Spitzenzeiten liefert YouPorn 4000 Seiten pro Sekunde aus, was dem Download von 100 Gigabyte Streaming von Videos pro Sekunde entspricht. Bezahlbar? Die meisten und größten Porno Webseiten wie Pornhub, Youporn und Co. haben ein grenzenloses Angebot und sind völlig kostenlos. Das Geschäftsmodell der großen Produktionen hat sich mit den aufkommenden Plattformen und dem Druck durch Billiganbieter und Preisdumping verändert. Seither bieten diese Produktionsfirmen kostenlose Einblicke in ihre Hochglanz Produktionen, um ihr Renommee und Neukundengeschäft durch ein breites Publikum und Bekanntheit anzufeuern. Auch durch die sich verändernde Technologie ging dieser Deal für Produktionen seither auf. Wo in den 1970ern ein Videodreh noch im mittleren 6-stelligen Dollarbereich kostete, machten es Videorecorder und digitale Geräte mit der Zeit möglich, Pornos für einen Bruchteil von nur wenigen Tausend Dollar zu drehen. Die gesunkenen Kosten machen es auch heute noch einfach, weite Teile der Videos kostenlos einer breiten Masse zugänglich zu machen und dennoch mehr als genug bezahlende Kunden für den Film in voller Länge zu finden. Anonymität? Pornos schaust du auf deinem Computer oder Smartphone und nur selten besteht die Chance, dass es jemand öffentlich herausfinden wird. Auch strafrechtlich haben Online Plattformen ihren Beitrag geleistet, da der Besucher nicht mehr wie zuvor illegal einen Film auf seinen

Computer downloaded (obwohl Torrents und Downloads ganzer Produktionen noch weit verbreitet sind), sondern meistens streamt und sich dadurch nicht direkt haftbar macht. So bleibt ein Besucher auch online „anonym“ und bestätigt mit dem Klick auf „Ich bin über 18 Jahre“ seine Volljährigkeit ohne weitere Prüfung.

Pornos treffen hiermit alle Kriterien, um als ernstzunehmende Droge eingestuft zu werden. Alleine das zu verstehen ist der erste Schritt zur Erkenntnis: Pornos sind eine Droge und der Effekt stillt eine Sucht. Pornos haben weltweit als einziges Suchtmittel eine einmalige Umgebung, die den freien, zeitlich uneingeschränkten und unbegrenzten Zugang bietet. Wo stoffliche Drogen, egal ob Tabak, Kokain oder Heroin eine physische Bezugsquelle und Süchte wie Spielsucht ein finanzielles Limit haben, sind Pornos mit nur wenigen Klicks in allen Facetten frei und anonym online verfügbar. Zudem ist für das Gehirn die Droge „Sex“ eine evolutionäre Priorität. Kein Alkohol, Kokain oder Heroin ist so stark mit einem körperlichen Bedürfnis verbunden, wie der Trieb nach Fortpflanzung und dem natürlichen Drang nach einem Orgasmus. Wenn ein Pornosüchtiger Zugang zu unbegrenzten Sexfilmen erhält, macht sein Gehirn genau das, wozu es eine evolutionsbedingte Agenda hat. Pornoabhängige stufen sich deshalb nur selten als süchtig ein, weil der Antrieb zu Sexualität eine ganz normale Funktion ihres Körpers ist. Stelle dir eine Welt vor, in der Betrunken sein ein natürliches Bedürfnis beim Menschen wäre, in der Alkohol zu jedem Zeitpunkt auf Knopfdruck kostenlos verfügbar wäre, er nicht dick und schlapp machen würde, man seinen Genuss äußerlich nicht anmerken würde und er noch dazu keinen unangenehmen Hangover zur folge hätte? Wahrscheinlich wären wir alle Alkoholiker und an der Oberfläche wäre es kein Problem. Genau das ist die Welt der Pornos. Seit dem aufkommen von Smartphones und Highspeed mobilem Internet stehen dir zu jeder Zeit an jedem Ort kostenlos und schnell die Tore zu jeder Art von Online Pornografie offen. Als vor wenigen Jahren die mobilen Browser die Wiedergabe von Videos und Pornoseiten ihre Videoplayer für Smartphones optimiert haben, sind die letzten Schranken des begrenzten Zugangs gefallen. Die meisten Pornos werden heute auf dem Smartphone geschaut. Aus dem einfachen Grund, dass Pornos in intimer Privatsphäre konsumiert werden. Die Häufigkeit und Spontaneität der Verfügbarkeit ist deutlich gestiegen. Jede kleine Pause ist heute eine potenzielle Möglichkeit für den schnellen Kick. Wo ich früher noch in stundenlangem Warten ganze Filme per Filesharing herunter laden musste, reichen heute 3 Sekunden um Zugang zu kompletten Streaming ganzer Filme zu haben. Die Limitierungen der Geschwindigkeit der Downloads und der Geräte haben die Möglichkeiten vor wenigen Jahren noch auf wenige Filme beschränkt. Heute hast du Zugang zu unendlichen Neuigkeiten zu jedem Zeitpunkt an jedem Ort. Das macht Pornos zur perfekten Droge. Die Statistiken belegen das eindeutig und sie kommen von der größten Pornoseite selbst. Jede Minute werden online ca. 2 Millionen Sex-Clips angeschaut. Etwa 30% aller Anfragen im Internet drehen sich um Pornografie. Smartphones haben im Streaming einen Zuwachs von 2010 bis 2016 um +1424% vorzuzeigen (Pornhub), was einem fast exponentiellen Verlauf über die vergangenen Jahre darstellt. Von den täglich über 60 Millionen Besuchern der Webseite besuchen Pornhub mit dem Smartphone, mehr als alle anderen Endgeräte kombiniert. 2016 wurden auf Pornhub alleine 4.599.000.000 Stunden Pornos geschaut. Das sind mehr als 5.246 Jahrhunderte an Pornos.

Die Steigerung an Volumen und Besuchern lässt dadurch auch die Nachfrage an Inhalten wachsen. Um den Nutzer an der Stange zu halten, muss die Art der Neuigkeiten in Form von Intensität gesteigert werden, um das hungrige Gehirn interessiert zu halten und die Dopamin-Produktion anzukurbeln. Was dadurch erzwungen wird, ist die Nachfrage an intensiveren Inhalten, die auf Angebot stößt. So sind Pornos mit extremen Inhalten für viele zwar nur reine Fantasie, dadurch jedoch im Bereich der menschlichen Möglichkeiten. Das Resultat sind Perversionen wie Filme mit Fäkalien, Tieren bis hin zu Kinderpornografie. Alleine 116.000 tägliche Suchanfragen nach Kinderpornos lassen davon ausgehen, dass diese Nachfrage bedient wird und mit solchen Nischen viel Geld verdient wird. Man muss jedoch gar nicht so weit gehen, um die Gewalt hinter der Pornografie zu verstehen. In den vergangenen Jahren sind immer mehr Dokumentationen über das schmutzige Geschäft der Pornoindustrie gedreht worden. In „Hot Girls wanted“ (Netflix) und anderen Filmen über die Amateur Pornobranche sehen Zuschauer die andere Seite der Medaille: ein knallhartes Geschäft mit dem Körper. Zu sehen sind Mädchen, die mit 18 Jahren von Geld, Anerkennung und Berühmtheit in die Kreise der Produktionen gelockt werden. Nicht selten haben diese Frauen eine schweren familiären Hintergrund, wurden als Kinder ausgenutzt oder sexuell missbraucht und haben nicht selten eine Vergangenheit mit Drogenmissbrauch oder Alkohol. Die ungeschminkte Realität ist, dass die Pornoindustrie sich genau diese verunsicherten Mädchen zu co-abhängigen Opfern macht. Denn sie sind oft zu mehr bereit, wenn finanzielle Sicherheit in Aussicht ist. Seit Pornos und Pornoseiten immer mehr um deine Aufmerksamkeit buhlen, ist es umso wichtiger geworden, immer extremere Sexszenen zu produzieren, zu denen ein gesunder Mensch im realen Kontakt nicht bereit wäre. Wenn du Pornos schaust, unterstützt du dadurch ein erniedrigendes Verhalten gegenüber Frauen. Die meisten Pornos propagieren eine gewaltvolle Haltung gegenüber Frauen, die sie zudem auf die extreme Benutzung ihrer Genitalien reduziert. Dieser Fokus auf rein körperliche Merkmale macht Frauen zu einem Objekt, mit dem Männer ihre Männlichkeit und ihren Status unter Beweis stellen wollen. Es ist wichtiger geworden, eine „Zehn“ aus der Disco ins Bett zu kriegen, als wirklich erfüllenden Sex mit einer Frau zu leben. Pornos reduzieren weibliche Körper zu Trophäen, die es zu jagen gilt. Jede Frau wird so zu einer potentiellen Sexfantasie in deinem Kopf. Ob im Supermarkt oder im Fitnessstudio, siehst du dann statt Frauen nur noch Titten und Ärsche, hast die Hübsche an der Theke bereits mental ausgezogen, bevor du „Hallo“ gesagt hast, und stellst dir vor, wie sie dir einen bläst, wenn du ihr Zungenpiercing siehst. High-Heels, rote Lippen, kurze Röcke. Auch das Marketing von Unterwäsche an Bushaltestellen bis zum Newsstream bei Facebook und Co. erinnern dich täglich an Szenen, die du sonst nur aus Pornos kennst. Alleine am Blick kannst du einem Mann ansehen, wie viel er in seiner Fantasie gefangen ist und wie wenig er im echten Kontakt mit einer Frau ist.

Je mehr Pornos du schaust, umso öfter siehst du in einer Umgebung sexuelle Trigger, wo eigentlich nur Menschen sind, die dich vielleicht sogar gerne kennen lernen möchten. Statt in den echten Kontakt mit einer Frau zu kommen, siehst du überall rote Tücher und rennst wie ein wild gewordener Stier mit einer Überdosis an Testosteron durch die Welt. Mit dieser Überdosis an sexuellen Fantasien erscheinst du Frauen sehr offensichtlich als emotional nicht verfügbar und bist für eine mental gesunde Frau nicht von

Interesse. Auch wenn du rein auf der Liste die vermeidlich wichtigen Punkte erfüllst - Wohnung, Auto, Geld, Status - werden Frauen misstrauisch, wenn in deiner Anwesenheit irgendwas mit dir nicht stimmt. Dieses irgendwas ist dir oft mitten ins Gesicht geschrieben und speziell für Frauen offensichtlich, in einer Klarheit, wie sie sonst nur ein offizieller Brief vom Finanzamt schwarz auf weiß hat. Was du versuchst mit gespielter Coolness zu kaschieren, sitzt dir wie eine pinke Perücke auf dem Kopf. Wenn du wenig Erfolg bei Frauen hast und alle Versuche mit deiner pinken Perücke auf dem Kopf eine Frau von dir zu überzeugen gescheitert sind, bleibt dir immer noch der Rückzug zu Pornos. Hier bekommst du alles, was du willst, ohne vorher höflich sein zu müssen. „Wer ficken will muss freundlich sein" - davon hast du genug. Dann glaubst du bald, dass jeder Versuch der Annäherung zwecklos sei oder Frauen doch nur „Schlampen" sind, die sich oberflächlich für die Machos interessieren. Männliche Pornostars machen dir vor, wie du mit Frauen in dieser Energie umgehst. Sie zeigen dir ein Bild von respektlosen Brutalos, die Frauen zu allem benutzen, zu dem sie Lust haben. Intimität und Körperkontakt wird im Porno auf die Reibung zwischen Penis und Vagina reduziert und der emotionale Höhepunkt ist meistens nur die Ladung Sperma, die im Gesicht der Frau landet. Gewalttätige Filme wie Gonzo Pornos sind darauf ausgelegt, ein besonders herabwürdigendes und aggressives Verhalten gegenüber Frauen darzustellen. Keine Spur von Intimität. Schlimmer noch, wird der männliche Part auf seinen Penis reduziert. Oft spielt der Film aus der Sicht der ersten Person, dem männlichen Darsteller also, was für den Zuschauer den Eindruck gibt, sich selbst in dieser Rolle vorzustellen. So kann sich jeder Wichser in dieser Rolle ausprobieren und nachspüren, wie es sich anfühlen muss, jetzt gerade der

Mann zu sein. Indem du dir darauf einen runter holst, belohnst du dich für eine Sache, die ein anderer Mann erlebt hat. Wie deprimierend und abwertend muss das für dein Selbstbewusstsein sein? Dass der Penis des Darstellers meistens mit Viagra getunt ist oder direkte Spritzen in den Penis dafür sorgen, dass er eine harte, lange anhaltende Erektion hat, ohne Ejakulieren zu müssen, ist nur Nebensache. Durch das Nachahmen des Darstellers hast du schnell den Eindruck, dass ein Mann wesentlich länger als die durchschnittlichen 10 Minuten bis zur Ejakulation aushalten muss, um wirkliche Leistung gebracht zu haben. Auch deine Wahrnehmung von der Größe deines Penis wird dadurch total verschoben. Nicht nur, dass Pornos oft in geeigneten Perspektiven und mit kleinen Frauen so gefilmt werden, damit die Schwänze der Pornostars besonders groß erscheinen. Sie sind natürlich auch so gewählt, dass möglichst offene Stellungen und hardcore Sex mit tiefen Einblicken möglich werden. Alles in allem ist das keine Darstellung von durchschnittlichen Penisgrößen, aber die Häufigkeit der Darstellung macht es in deiner Wahrnehmung zum Standard. Wie viele erigierte Penisse von Männern in deiner Umgebung hast du schon gesehen? Woher weißt du, das dein Penis vielleicht zu klein sein könnte? Nur durch den Vergleich mit einem falschen Maßstab. Im europäischen Durchschnittlich ist ein steifer Penis 13,12 cm lang und hat einen Umfang von 11,66 cm. Weltweit liegen Penislängen zwischen 13 und 18 cm. Laut Studien haben etwa 2,3% aller Männer einen außergewöhnlich großen Penis. Genau diese Männer spielen in Pornos die männliche Hauptrolle. Darsteller mit einem Penis von circa 24cm Länge sind dort daher keine Seltenheit, aber in Wirklichkeit die Ausnahme. Es ist also wahrscheinlich, dass du dich mit einem Bruchteil von 2% aller Männer weltweit vergleichst, die in Pornos mitspielen, einen außergewöhnlich langen, geraden und makellosen Penis haben. Kein besonders guter Ansatz für einen völlig normalen und gesunden Mann.

Pornos geben dir so keine gute Perspektive auf deinen sexuellen Ausdruck. Es gibt jedoch den Zugang zu deinen Fantasien in der realen Welt: die feine Linie, wo Sex mit Lust auf beiden Seiten einher geht. Frauen sind nämlich keine prüden Nonnen, nur in Ihren Emotionen sehr viel feiner als die meisten Männer. Deshalb spielt Vertrauen eine wesentliche Rolle beim sich Einlassen und Öffnen gegenüber intensiveren sexuellen Erlebnissen und dem Kontrollverlust beim echten Orgasmus. Nein, wildes lecken, Kung-Fu Fingern und orientierungsloses Stochern sind wirklich keine Wegbereiter für den weiblichen Orgasmus. Tatsächlich stehen alle Arten von Muskelkontraktionen dem vollen Orgasmus bei Frauen wie Männern sogar im Weg. Einen Orgasmus kann man nicht produzieren, er muss passieren wollen. Genau das tust du, wenn du leidenschaftlich mit einer Frau zugange bist, Vertrauen schenkst und vertrauenswürdig bist. Dann kann sie sich entspannen und die Magie passieren lassen. Den meisten Männern ist diese feine Linie der Sexualität nicht bekannt. Statt sich einer Frau auf diese Weise zu öffnen, bleiben Fantasien lange Zeit nur im Kopf und zudem meistens tief vergraben. Die wenige Erfahrung führt zu einer verminderten Fähigkeit deine Wünsche benennen zu können. Wenn um diese zu entdecken auch dann der Partner fehlt, kannst du nur Rückschlüsse von Stimulation aus Pornos auf dich ziehen. So kannst du gar nicht wissen, welche Fantasien, Fetische und Wünsche wirklich aus dir kommen und welche davon lediglich aus Pornos entspringen.

Diese Unsicherheit über deine eigene Sexualität lässt sich nur dadurch überprüfen, indem du sie experimentell neu erfährst. Experimentell ist das große Stichwort und die große Unbekannte deiner Veränderung. Die beste Art, dich zu verändern, ist, die Voraussetzungen für die Veränderung zu schaffen: Der Neustart in deinem Kopf.

Starte in dein neues Leben

Sexuelle Unterdrückung, Sucht, Dopamin und Gehirnfunktionen bis zu Erektionsproblemen. In den vergangenen Kapiteln habe ich dir auf den Begriff Pornosucht die verschiedensten Blickwinkel gegeben. Der Grund dafür ist, dass Sucht und Sexualität nicht mit einem einzigen Konzept umschrieben werden können. Anthropologisch, spirituell, neurophysiologisch, psychologisch - who knows? Was ist es, wo kommt es her, wie kriegen wir's wieder weg? Dafür gibt es keine allgemein gültigen Antworten. Ganz im Gegenteil - es ist unmöglich etwas zu generalisieren, was für dich vielleicht eine ganz andere Ursache und Wirkung haben kann. Und trotzdem hast du dich sicher in vielen Aussagen wieder erkannt. Mein einziger Wunsch ist dieser: Du hast erkannt, wie Pornos deinem gesamten Leben schaden, wie du Dinge vermeidest, die dich glücklich machen würden und was du deinem Körper und Geist damit antust. Du hast erkannt, dass du das ändern kannst. Dass die Vergangenheit nicht die Zukunft bestimmen muss. Wenn du bereit für diese Einsicht bist, dann bist du entschlossen, den ganzen Weg der Veränderung zu gehen. Den Weg beschreibe ich dir in den nächsten Kapiteln - mach' dein Leben porno!

III. DER NEUSTART

KAPITEL 10

TROCKENPERIODE UND STROMAUSFALL

Ich erinnere mich noch sehr genau an meinen ersten Computer. Ich hatte ihn nach meiner Kommunion bei Aldi gekauft und er war seither mein Werkzeug, um in die Welt der Online Pornos abzutauchen. Mit ihm habe ich erste Erfahrungen mit Filesharing gemacht und eine beachtliche Sammlung an Pornos zusammen getragen. In endlosen Nächten mit riesigen Downloads kamen so schnell mehrere Gigabytes an Filmen zusammen, die ich in verschachtelten Ordnerstrukturen auf dem Computer vor meiner Mutter versteckt hatte. Wo ich am Anfang nur kurze Clips und Szenen geladen hatte, wurden daraus bald ganze Filme, die ich in DVD Qualität aus dem Netz zog. Online Streaming Anbieter oder Porno-Plattformen gab es zu dieser Zeit noch nicht und so musste jeder Film lokal gespeichert werden, um ihn öfter anschauen zu können. So ein Film war schnell mal bis zu 10 Gigabyte groß, sodass nur wenige Filme ausreichend waren, um meinen Speicher bis zum Anschlag zu füllen.

Mit der Zeit war die Festplatte so voller Filme und Dateien, dass der Rechner maßlos überlastet war. Immer öfter blieb er hängen und war mit der Zeit arbeitsunfähig. Wenn der Bildschirm mal wieder eingefroren war und sich sogar die Sanduhr beim Mauszeiger nicht mehr drehte, blieb oft nur noch die letzte Hilfe. Am Vordergehäuse war ein kleines Loch, über dem "Reset" stand. Eine Sekunde mit dem Kugelschreiber eingestochen und der Neustart des Systems wurde erzwungen. Für einen kurzen Moment war der Strom weg. Das machte die Sache natürlich nur temporär wieder gut. Zwar war der kurzfristige Neustart hilfreich und der Rechner funktionierte wieder etwas geschmeidiger, die volle Festplatte mit den Filmen war jedoch immer noch da. Letztendlich war die einzige gute Lösung, irgendwann Filme zu löschen und Speicherplatz frei zu machen. So, wie mein Computer mit unzähligen Daten überfordert war, ist dein Körper mit ungesunden Gewohnheiten, Fantasien und Filmen maßlos überlastet. So, wie der Rechner den Reset brauchte, um wieder normal funktionieren zu können, braucht ihn dein Gehirn auch.

Der Neustart weg von Pornos hin zu einem porno Leben teilt sich in zwei Phasen: Reboot und Reset.

Anders als nur mal eine Sekunde Pause zu machen, sind beide eine Folge von Phasen, die dich dauerhaft von Pornos befreien werden. Es geht dabei in der ersten Phase darum, das System zu pausieren und anschließend darum, die Festplatte frei zu machen und Speicherplatz für Neues zu schaffen. Beim Reboot heißt das, in einem kaltem Entzug für einen bestimmten Zeitraum von Pornos, Masturbation und jeder Art künstlicher Stimulation fern zu bleiben. So können sich die Schaltwege und Hormone in deinem Kopf wieder auf ein natürliches Level einschwingen. Das ist auch deshalb wichtig, da du dann deinen Körper, deine

Emotionen, Bedürfnisse und Sexualität neu kalibrieren kannst.

Dein Verlangen nach Sexualität, beziehungsweise nach einem Orgasmus, wird dann mit dem Verlauf des Reboot so groß sein, dass du reif für den Reset bist. Der Reset, das ist der Orgasmus selbst. Jedoch nicht das, was weitläufig unter Wichsen und Abspritzen verstanden wird. Der Orgasmus als Reset im Kopf ist ein epileptischer Anfall, in dem dein komplettes System unter Ekstase in einen reinigenden Zustand versetzt wird, der dich vollständig befriedigt zurück lässt. Mit ihm bist du vollkommen „auf Null gestellt" und kannst wieder offen und flexibel auf die Welt zugehen, ohne von Anspannung, Angst oder Nervosität blockiert zu sein. Wenn du diesen Kreislauf neu erlernt hast, bist du bereit ein orgastisches Leben zu führen, das aufregend und spannend, erfüllend und befriedigend zugleich ist.

Dein Gehirn heilst sich selbst

Wenn du die vergangenen Kapitel gelesen hast, ist dir bewusst, dass deine Pornosucht und Fantasien ein Zustand sind, die nur in deinen Kopf stattfinden. Ich habe das Wort „Gehirn" bestimmt 100 mal in diesem Buch benutzt. Dein Gehirn belohnt dich für deine Fortpflanzung und ist in dieser Hinsicht dein Gegner, der mit guten Absichten in einer reizüberfluteten Welt Fehler macht und dich unbefriedigt zurück lässt. Die gute Nachricht ist, dass du es in der Hand hast, die Funktionen deines Gehirns zu kennen und in neue Bahnen zu lenken. Denn durch bewusstes Denken und Planen sind wir nicht den Reizen der Umwelt hilflos ausgeliefert, sondern können reflektieren und Veränderung vornehmen. Das gibt uns die Möglichkeit, nicht wie ein Hamster im Liebesrausch Amok zu laufen und fast ums Leben zu kommen, sondern in Ausnahmesituationen ein neues Verhalten zu trainieren und ultimativ unser Gehirn zu kontrollieren. Durch diese Bewusstheit können wir Automatismen wie den Suchtdruck zu Masturbieren erkennen und neu kanalisieren. Wir können durch unsere Gedanken unser Gehirn verändern.

Bei einem Neustart arbeiten wir mit der generellen Erkenntnis, dass das Gehirn fähig ist, sich selbst zu heilen. Längst gibt es das Wissen darüber, dass das menschliche Gehirn plastisch ist. Neuroplastizität heißt, dass das Gehirn wächst, seine Struktur verändert und sich an unsere Lebensweise und Umstände anpasst. Es ist nicht wie früher angenommen irgendwann ausgewachsen und bleibt fortan so. Mit neuen Erfahrungen, Kenntnissen und Einsichten, wächst das Gehirn mit. Bereits nach wenigen Wochen Training im Jonglieren beispielsweise, hat ein Gehirn messbares Wachstum an Stellen, die für die motorische Koordination verantwortlich sind. Wenn nach wenigen Wochen dein Gehirn sich mit einer Gewohnheit verändert, stelle dir vor, wie es sich im Laufe jahrelanger Masturbation verändert haben muss. Diese Gewohnheiten sind irgendwann tief in die neuronalen Bahnen geschrieben. Die Lust auf Pornos oder Fantasien ist dann keine Frage des Willens mehr. Sie ist wie ein automatischer Ablaufplan in deinem Kopf, der dein Verlangen nach Pornos wie eine hängende Schallplatte immer und immer wieder abspielt. Je länger und intensiver du dein Gehirn auf diesen Ablaufplan trainiert hast, umso sicherer hält es sich an genau dieses Schema. Die gute Nachricht: Wenn du deinem Gehirn eine Routine beibringen kannst, die es mit der Zeit zuverlässig ausführt, kannst du es auf jede beliebige Verhaltensweise neu konditionieren.

Bei einem Neustart arbeiten wir mit einer weiteren Eigenschaft der Neuroplastizität. So, wie dein Gehirn mit neuen Verhaltensweisen wächst, schrumpft es auch wieder, wenn diese Verhaltensweisen lange nicht genutzt werden. So, wie es beispielsweise lernt, Gitarre zu spielen, hat es auch die Eigenschaft, diese Fähigkeit wieder zu verlernen. Denn Gewohnheiten und Fähigkeiten, die du über längere Zeit nicht in Anspruch nimmst, sieht dein Gehirn als Überflüssig an und lässt die Areale wieder schwinden. Das Gehirn ist in dieser Hinsicht wie ein Muskel, der bei Anstrengung wächst und bei zu wenig oder keiner Belastung schwach wird und sich zurück bildet, ganz nach dem Motto „Use it or lose it". Wenn bestimmte Bereiche, die dein Gehirn ein mal entwickelt hat, nicht mehr genutzt werden, passiert das gleiche. Mit genügend Abstand von künstlicher Stimulation durch Pornos oder Masturbation, beginnt eine Veränderung in deinem Kopf. Dadurch, dass die übermäßige Ausschüttung von Glückshormonen wie Dopamin mit dem Wegbleiben von Pornos und Fantasien ausbleibt, ermöglichst du den Rezeptoren in deinem Gehirn sich zu heilen. Die hohen Dopaminlevel, die du durch Masturbation auf Pornos erreichst hast, bleiben dann aus und dein Gehirn muss die Diskrepanz zwischen Hormonmenge und Aufnahmefähigkeit irgendwann wieder ausbalancieren. Wenn die Überflutung von Dopamin in deinem Gehirn ausbleibt, öffnen sich deine Rezeptoren wieder für die höhere Aufnahme der vorhandenen Menge. Das ist der Einstieg in deine Heilung.

Das Wissen über unsere Gehirnfähigkeiten birgt jedoch auch eine Gefahr. Jemand, der jahrelang keine Gitarre mehr gespielt hat, hat vieles davon vielleicht vergessen. Es wird ihm trotzdem leicht fallen, wieder damit anzufangen. Zwar haben sich bestimmte Gehirnareale wieder zurück gebildet, es hat jedoch vieles von damals abgespeichert und macht diese Informationen im Falle der Reaktivierung wieder zugänglich. Bei Pornos findet diese Reaktivierung direkt im Belohnungszentrum des Gehirns statt. Schuld daran ist der Stoff, der die Verbindung von Reiz und Sucht in deinem Gehirn speichert. DeltaFosB sorgt dafür, dass neuronale Verknüpfungen, die oft und stark miteinander in Wechselwirkung stehen, dauerhaft verbunden werden. Stelle dir DeltaFosB wie Straßenteer vor, der aus einer ehemaligen Landstraße zwischen Stimulation und Dopamin mit und durch die hohe Stimulation von Pornos eine vierspurige Autobahn macht. DeltaFosB pflastert diejenigen Reize, die für uns am meisten Dopamin und Glückshormone freisetzen (Fortpflanzung, Nahrung, Überleben), um uns dazu zu motivieren, diese Dinge zu wiederholen. Dadurch erhält dein Belohnungssystem das Zeichen, dass diese Tätigkeit wirklich wichtig ist und DeltaFosB ist der Manager, der diese Tätigkeit als sehr lohnenswert speichert, einfach zugänglich macht und den Reiz zur Wiederholung immer und immer wieder gibt. Ein ehemaliger Süchtiger, der eine Zeit lang von seiner Droge weg geblieben ist, hat immer noch die Gefahr im Nacken, auch nur durch einen einmaligen Konsum wieder voll in seine Sucht abzustürzen. In deiner Einstellung zum Neustart sind aus dieser Sicht zwei Dinge besonders wichtig: Die erste Entscheidung ist, dass Pornos in deinem neuen Leben keine Rolle mehr spielen werden. Wenn du lange genug von künstlicher Stimulation weg bleibst, sind Gedanken an Pornos nur noch Erinnerungen und es wird dir leicht fallen, der Versuchung „mal wieder" einen Film zu schauen nicht zu folgen. Die zweite Sache ist, dass dein Neustart vollständig sein muss, um zu wirken. Ein vollständiger Reboot und ein vollständiger Reset.

Über die Zeit wirst du viele Veränderungen erleben. Oft wirst du verzweifelt sein und es wird sich anfühlen, als könntest du einfach nicht von Pornos weg kommen. Andere Stationen wiederum werden sich anfühlen, als wärst du bereits geheilt. Ein mal wirst du dich energielos und schlapp fühlen, denken, dass das alles keinen Sinn macht. Ein anderes Mal wirst du dich wieder vollkommen stark und voller Energie fühlen, deine Einschätzung wird sein, dass das „genug Neustarten“ war. Es kann sein, dass dieses High, das du in diesem Moment hast, ein Symptom deiner Gehirnaktivitäten ist, die sich gerade wieder auf auf gesundes Maß einpendeln. Einpendeln ist dabei das Schlüsselwort, weil dadurch Ausschläge in beide Richtungen logisch sind. Du wirst mit neuer Energie ein starkes sexuelles Verlangen haben und Wege suchen, es zu befriedigen. Du wirst in den schlechten Phasen in einem Tief sein und Masturbation als einzigen Weg sehen, dich besser zu fühlen. Für beide Seiten gilt: Wenn du nicht weit genug von künstlicher Stimulation weg bist, werden Pornos eine mögliche Option für deine Situation sein. Das Risiko für einen Rückfall ist nur dann sehr hoch, wenn Pornos und Masturbation noch nicht weit genug weg sind. Wenn nach Wochen der Abstinenz die Lust auf Sex oder deine Frustration am größten ist, ist dein Sieg über deine Sucht wenige Schritte vor und die Grenze zum Rückfall nur einen Schritt hinter dir.

Die Dauer eines Neustart

Wie lange ein Neustart dauert, ist von verschiedenen Faktoren abhängig. Genau so, wie du dir über eine gewisse Zeit eine schlechte Gewohnheit angeeignet hast, dauert es eine gewisse Zeit, sie wieder weg zu bekommen. Da dein

Neustart nicht ausschließlich von einer Entscheidung, sondern auch von Vorgängen und Veränderungen in deiner Biochemie im Gehirn und Wahrnehmung des Unterbewussten abhängig ist, gibt es keine Heilung über Nacht. Wie lange der Neustart dauert, steht jedoch auch nicht in direktem Verhältnis mit der Länge deines Porno-Konsums. Deine Disziplin, Wille zur Veränderung und das nötige Durchhaltevermögen bei den einzelnen Schritten bestimmen mit, ob du mehrere Anläufe wagen und Rückschläge in Kauf nehmen musst. Es gibt neben diesen persönlichen Faktoren wenige messbare Details, die die Dauer deines Neustarts grob einschätzbar machen.

Ein großer Faktor davon ist, in welchem Alter du mit Masturbation auf Pornos angefangen hast. Wenn du im Alter zwischen 11 und 15 Jahren angefangen hast, hardcore Pornografie im Internet zu schauen, war das in einer Zeit, in der dein Gehirn wichtige Entwicklungsstufen durchlaufen hat und einem starken Veränderungsprozess unterlag. Regelmäßige Verhaltensmuster wie das Masturbieren auf Pornos werden in dieser Zeit in die Strukturen und Gewohnheiten mit übernommen und erhalten so einen festen Platz in deinem Kopf. Zudem ist dann davon auszugehen, dass du deine ersten Fortpflanzungsimpulse nicht mit einem realen Partner, sondern mit fiktiven Fantasien und dir selbst gemacht hast. Einerseits, hat dein Gehirn dadurch ein Bild von Sexualität und Intimität in seiner Vorstellung erlernt, das später im Konflikt mit der realen Erfahrung steht. Diese erste Überzeugung ist sehr wahrscheinlich fest in dir verankert und es bedarf einiger Veränderungen in deiner Wahrnehmung, um Intimität neu zu erlernen. Zum anderen hat dein Körper eine Erwartung für das Gefühl und die Lust beim Sex aufgebaut, das mit der realen Erfahrung wenig zu tun hat. Dass Sex mit einem Partner riecht, schmeckt und sich so anfühlt, wie er sich anfühlt, konntest du bei Pornos nicht erahnen und hast daher eine falsche Erwartung davon, wie er sich anfühlen sollte. Deine Sinne sind daher verwirrt und das gewohnte Setting, das dir vorher Lust bereitet hat, stimmt nicht mit deiner jetzigen Erfahrung beim Sex überein. Das ist einer der Gründe, warum du aus rein psychologischer Sicht ein Problem mit deiner Erektion haben könntest. Deine Erektion folgt einem Auslöser, einem Gefühl und einem Selbstbild, das es im realen Erlebnis plötzlich nicht mehr gibt. Deine Erregung folgt der Erwartung auf dieses Gefühl. Die Lücke zwischen Deiner Erwartung und dem Erlebten wird größer. Die Erregung bleibt aus.

Im Gegenteil dazu scheint es Männern, die spät nach Ihrer Pubertät und Jugend mit Pornos angefangen haben, wesentlich leichter und schneller zu gelingen, ihre Sucht in den Griff zu bekommen. Dazu zählen diejenigen, die ihre Jugend noch vor dem Zeitalter des Internets verbracht haben. Auch wenn sie mit Sexheftchen und Bildern masturbiert haben, war das Suchtpotential, gemessen an den Dopaminleveln in ihrem Gehirn, im Vergleich zu hardcore online Pornos wesentlich geringer. Durch echte Erfahrungen mit einem echten Partner (oder einem Kumpel beim Masturbieren) haben sie eine gesunde Referenz für Sexualität als Dialog erlernt und keine falschen Erwartungen an ein künstliches Gefühl beim Sex. Da Pornos für sie etwa ein zeitweiser Ersatz für einen realen Partner sind, haben sie weniger Probleme, schneller von Pornos weg zu kommen. Das ist eine Generalisierung und trifft sicher nicht auf jeden zu. Dennoch stehen die Chancen für sie besser, wenn sie ein Verhalten auf einen Auslöser zurück führen können und darüber reflektieren als für diejenigen, die Masturbation auf Pornos „irgendwie schon immer" gemacht haben. Sie sind dann wie Raucher, die ab und zu auf Partys eine Zigarette geraucht haben und mit der Zeit die Menge steigerten. Sie kennen die Zeit vor ihrer Sucht und haben eine Referenz für ihre Gesundheit davor, was es ihnen leichter ermöglicht, die gesunde Version ihrer selbst anzustreben.

Nicht nur der Zeitpunkt des Einstiegs, sondern auch die Dauer und Häufigkeit deines Konsums, genauso wie die Intensität der Inhalte, bestimmen maßgeblich die Dauer deines Neustarts. Jemand, der fünft mal die Woche Sexbilder im Internet anschaut, wird es leichter haben als derjenige, der fünf mal am Tag auf Pornofilme masturbiert. Diese Maßstäbe stehen synonym für die erreichten Dopaminlevel in deinem Kopf, die einen großen Teil der Schwere einer Sucht ausmachen. Je früher der Konsum begonnen hat, je länger er andauert und wie lange, intensiv und regelmäßig Pornos ein Bestandteil deines Alltags sind, umso länger wird ein Neustart dauern. Entsprechend dieser Variablen ist es unmöglich die Zeit eines Neustarts allgemeingültig zu definieren. Er kann je nach individueller Geschichte zwischen drei Monaten und über Jahre andauern. Er wird schneller verlaufen, je konsequenter du von Masturbation und Pornos weg bleibst. Der Neustart wird darüber hinaus mehr ein Prozess als eine Aufgabe mit Ergebnis sein. Deine Erfolge werden sich stufenweise einstellen und du wirst Schritt für Schritt neue Erfahrungen mit dir und mit anderen machen.

KAPITEL 11

DER REBOOT

Der erste Schritt deines Neustarts im Gehirn ist der Reboot. Bei einem Reboot geht es einfach ausgedrückt darum, von Pornos, Fantasien und Masturbation weg zu bleiben. Es gibt bei einem Reboot hinein in ein erfülltes Leben keine andere Wahl. Der Reboot ist eine Entscheidung für den einen Weg, der nicht verbogen werden kann. Es gibt keinen Plan B, keine Abkürzung und auch keine sanfte Tour. Wenn du dir bereits vorgestellt hast, wie es wäre, den Mittelweg zu nehmen und nach ein paar Monaten ohne Pornos und neuer Energie, Selbstvertrauen und einer besseren Erektion mit deinem "alten Leben" weiter zu machen, muss ich dich enttäuschen. Es gibt keine Abkürzung, die deine Sexualfunktionen im Gehirn repariert und dich danach ein erfüllendes Sexualleben und alte Suchtgewohnheiten gleichzeitig genießen lässt. Wenn du diesen Gedanken hast, hat dir deine Fantasie gerade wieder einen Streich gespielt.

Der Reboot weg von Pornos ist eine Entscheidung, die du konsequent treffen musst. Mit diesem Weg erkennst du, wie Pornos deinem Leben bis hier hin geschadet haben und dich weit weg von der Person, die du sein möchtest, entfernt haben. Der Reboot ist die Faust auf den Tisch und das "Jetzt reicht's!" das dir die Wut gibt, die du in die nötige Energie für die kommende Wochen und Monate umwandeln musst. Wenn du noch nicht so weit bist und einen Reboot als Option aber nicht notwendig ansiehst, bist du noch nicht verzweifelt genug. Vielleicht hast du noch nicht die Erfahrung gemacht, wie es ist, keine Erektion mehr zu haben, eine nach der anderen Frau zwar vielleicht ins Bett zu bekommen, aber dann keinen Sex mit ihr haben zu können und dich zerrissen zwischen angespannt und unbefriedigt zu erleben. Der Weg des echten Reboot setzt ein gewisses Maß an Verzweiflung voraus und jeder Wichser kommt an einen Punkt, an dem er Pornos als Ursache für viele schlechten Gefühle, Probleme, Ängste und erfolglosen Fantasien mit Frauen erkennt. Diese Erkenntnis bringt dich über die Schwelle, die dich radikal werden lässt. Sie ist davon gekennzeichnet, dass du dann in einer Nacht und Nebel Aktion deinen kompletten Computer löschst, eine Kindersicherung auf deinem Laptop installierst oder gleich den ganzen Internetzugang abmeldest. Das ist der Moment der echten Entscheidung, in dem du Veränderung angehst. Wenn du dich also entscheiden willst, dein Leben zu dem zu machen, das es sein könnte: Mache keine halben Sachen. Es gibt bei einer echten Entscheidung keinen Mittelweg. Der Raucher, der mit dem Rauchen aufhören möchte aber seine Zigarettenpackung unversehrt in den Mülleimer wirft, hat die Option auf eine Zigarette nicht vernichtet. Die Sucht ist immer noch in Reichweite. War die Entscheidung mit dem Rauchen aufzuhören endgültig? Hat er das Scheitern bereits eingeplant?

Was so beschrieben sehr geradlinig klingt, ist in der Praxis nicht linear. Der Reboot kann für jeden unterschiedlich verlaufen und jeder Rebooter trifft auf verschiedenste

Herausforderungen. Dem einen fällt es leicht, von Pornos weg zu bleiben aber er kann die Finger nicht aus seiner Hose lassen. Der andere hat über Wochen einen Motivationsschub und knickt bei einem kleinen Zwischenfall ein. Es gibt daher kein allgemein gültiges Rezept für einen Porno Reboot, es gibt jedoch eindeutige Empfehlungen, die die Wahrscheinlichkeit für das Gelingen deines Reboots sehr stark erhöhen.

Schaffe die Voraussetzungen

Der erste Schritt im Prozess des Reboots ist, die Voraussetzungen für sein Gelingen zu schaffen. Pornos und Masturbation sind eine Gewohnheit. Sie haben sich in die Abläufe deines Alltags eingeschlichen und sind fester Bestandteil davon, ob du das momentan möchtest oder nicht. Was diese Gewohnheiten so hinterlistig macht, ist, dass du nicht mehr darüber nachdenken musst, um sie durchzuführen. Den Automatismus hat dein Gehirn wie auf einer Liste abgespeichert, die es zu einer bestimmten Tageszeit oder in einer gewissen Situation abspielt. Sicher kennst du diese Momente oder Situationen, in der dir automatisch Bilder oder Situationen von Pornos in den Kopf kommen, egal wie unlogisch das gerade jetzt sein mag ist. Vielleicht sitzt du Abends alleine auf der Couch, hast einen Hangover von der Nacht davor oder hast dir gerade vielleicht nur die Zähne geputzt. Plötzlich taucht der Gedanke auf und mit ihm das Gefühl, dass du „es" jetzt brauchst. Je mehr Pornos ein Teil deiner täglichen Routine sind, umso sicherer bist du, dass sie auch heute wieder ein Teil deines Tages sein werden.

Das entscheidende bei dieser Erkenntnis ist, dass du den Gedanken beobachten kannst. Für jedes Verhalten, das du hast, gibt es einen Auslöser. Es ist wie eine Situation, in der es eine Weichenstellung in deinem Kopf gibt. Der Gedanken kommt automatisch und es liegt an dir, welche Abfahrt du wählst. Bisher hast du dich immer für einen der Wege entschieden und auf Pornos masturbiert. In jeder dieser Situationen gab es jedoch auch die Möglichkeit, es sein zu lassen. Diese Erkenntnis ist deshalb wichtig, weil sie dir zu erkennen gibt, dass du eine Wahl hast. Je besser du die Momente deiner Weichenstellungen kennst, umso eher kannst du dich darauf vorbereiten, ein neues Verhalten zu installieren. Das ist der erste und wichtigste Schritt des gesamten Reboots und es ist ein Standbein deiner Sucht. Dein Gehirn triggert durch den Kick von Dopamin ganz automatisch die Lust auf einen Porno. Es ist ein Bedürfnis, dass bei dir anklopft, sobald deine Konzentration nicht auf eine bestimmte Sache fokussiert ist und deine Fantasie abschweifen kann. Als würde dein Gehirn sagen „Jetzt haben wir Zeit für etwas Spaß!“ klopft der Gedanke an deiner Tür und du kennst den Moment, an dem ein kleiner Anreiz genügt um deine komplette Aufmerksamkeit nur noch auf das eine zu lenken. Der Moment des Gedankens, der erste Anreiz, ist der Augenblick, an dem du jedes mal bestimmst, wie die Reise weiter verlaufen wird. Das ist die Weichenstellung.

Bevor du an den Punkt der Weichenstellung gelangst, geht ein Gedanke an die Möglichkeit für einen Porno voraus. Deine automatischen Gedanken werden zu einem Großteil von Faktoren innerhalb und außerhalb von dir ausgelöst. So, wie du beim Gedanken, in eine Zitrone zu beissen, mehr Speichel produzierst, hat dein Gehirn viele Szenarien erlernt, auf die es automatisch reagiert, bevor du überhaupt darüber nachdenkst. Du musst nicht in die Zitrone gebissen haben, um bereits jetzt mehr Speichel zu produzieren. Wahrscheinlich bemerkst du gerade, wie du beim Gedanken an den Biss in eine saure Zitrone anfängst zu speicheln, obwohl du nicht ein mal eine Zitrone in deiner Nähe hast. Genau so ist es mit den Faktoren, die dafür sorgen, dass dein Porno-Gehirn sich auf das Masturbieren einstimmt, noch bevor du überhaupt einen Gedanken an einen Porno verschwendet hast. Diese Faktoren sind die Auslöser für deine Sucht, wie die Zitrone für deinen Speichel. Sie sind Handlungen oder Gegenstände in deiner Umgebung, die diese Verhaltensmuster auslösen.

Äußere Trigger sind alle Dinge, Umstände und Situationen, die du vermeiden kannst, wenn du wirklich willst. Es sind Webseiten, Blogs, Magazine und Personen, alles, was außerhalb von dir stattfindet und etwas in dir an den Kick von Masturbation erinnert. Diese Anreize sind rational betrachtet einfach zu vermeiden. Wenn du auf dem Heimweg an einem Sexshop vorbei kommst, könntest du einen anderen Weg wählen. Wenn du in der Bibliothek immer wieder in der Erotikabteilung endest, könntest du deine Bücher online bestellen. Da es aber wahrscheinlich einen kleinen Teil in dir gibt, der doch „mal schnell schauen" möchte, baust du diese Situationen versehentlich in deinen Alltag ein. So scrollst du dich durch Facebook und Co, um vielleicht hier und da etwas nackte Haut zu erwischen, schaust am Kiosk zufällig in die Playboy Ecke oder versuchst bei Frauen ohne BH die Nippel zu erkennen. Der erste Schritt deines Reboots besteht deshalb darin, so viele äußere Trigger wie möglich zu erkennen, abzustellen und dir den Zugang unmöglich zu machen.

Diese Trigger können sein:

- Abends alleine am Laptop durch soziale Medien scrollen

- Mit dem Smartphone ins Bett gehen
- Eine Porno Sammlung auf dem Computer haben
- In die Sauna gehen, um Titten und Ärsche zu sehen
- Pornostars, Aktfotografen etc. auf Instagram folgen
- Nach dem Duschen nackt durch die Wohnung streunen
- und und und

Wichtig dabei ist zu erkennen, dass es auch hier eine Unterscheidung zwischen Umständen und Verhalten gibt. Ein Umstand ist beispielsweise das Öffnen eines neuen Tabs im Internetbrowser. Wahrscheinlich kommt beim Öffnen automatisch der Gedanke, eine Pornoseite einzutippen oder Google nach perversen Suchbegriffen zu durchsuchen. Du kannst es gleichzeitig kaum vermeiden, in der Zukunft einen Tab in deinem Browser zu öffnen. Es ist ein Umstand. Für diesen Fall gibt es beispielsweise Software, die wie eine Kindersicherung sexuelle Inhalte und Webseiten auf deinem Gerät blockiert. Wichtig ist, dass du die Kindersicherung so installierst, dass es dir schwer fallen wird, sie zu umgehen. Daher solltest du das Passwort bestenfalls nicht kennen, also von einer anderen Person festlegen lassen. Dann kannst du die Software zwar immer noch deinstallieren, der Aufwand wird jedoch viel größer werden und die Lust auf einen Porno bis da hin vielleicht verflogen sein. Wenn du Pornos auf deinem Rechner hast, lösche die komplette Sammlung. Du willst mit Pornos aufhören. Es macht daher keinen Sinn, deine Lieblingsfilme zu behalten, egal wie sehr du sie vermissen magst. Genau so musst du allen Pornostars, Produzenten, Fotografen und so weiter auf den sozialen Medien entfolgen. Du möchtest nichts mehr mit ihnen zu tun haben. Gehe eine Zeit lang nicht in die Sauna, wenn du es nur zum Befeuern deiner Fantasie getan hast. Vermeide Situationen, von denen du weißt, dass ein Teil in dir dadurch erregt wird. Kurzum: Wirf alles über Bord, das du in Verbindung mit Pornos um dich hast, installiere Alarmsysteme wo immer es dir möglich ist und umgehe aktiv Situationen, von denen du weißt, dass sie deine Fantasien beflügeln. Im Allgemeinem geht es beim Umgehen von Umständen darum, dir den Weg zur künstlichen Stimulation so schwer zu machen, dass sie nicht mehr zu einem Rückfall führen können.

Die andere Seite der Medaille sind Verhaltensweisen, die du umgehen musst. Wenn du beispielsweise die Angewohnheit hast, mit deinem Smartphone ins Bett zu gehen, ist das ein Auslöser, der dich dann triggert, an dir herum zu spielen. Vielleicht hast du es dir auch zur Entspannung vor dem Schlafen zur Gewohnheit gemacht, dir vorher noch einen runter zu holen. Das alles sind Verhaltensmuster, die durch Umstände wie „Ins Bett gehen“ getriggert werden. Sie verlangen mehr Disziplin von dir, weil du sie nicht mit einer einfachen Kindersicherung umgehen kannst, sondern selbst handeln musst.

Verhaltensmuster werden immer auch von inneren Faktoren ausgelöst. Innere Faktoren sind beispielsweise Gemütszustände, die du vermeiden möchtest, indem du dir bei ihrem Auftreten durch Masturbation gute Gefühle machst. Sie sind wie ein Pflaster für ungewollte Emotionen und deshalb so gefährlich, weil sie sich besser anfühlen als das, was du im Moment fühlst. Sie sind auch ein Ventil für Ängste, Nervosität oder Zustände, die dich anspannen. Innere Auslöser können zum Beispiel sein:

- Du bist gestresst von der Arbeit und bist angespannt
- Du bist erregt und weißt nicht, wie du anders damit umgehen kannst
- Du fühlst dich schlecht / traurig / alleine / ... und willst dass es dir besser geht
- Du bist unmotiviert und weißt nicht, was du tun sollst oder was du willst
- Du bist motiviert und weißt nicht wo hin mit der ganzen Energie

Innere Trigger sind schwerer zu erkennen, weil sie nicht offensichtlich vor deinem Auge stattfinden und nicht genau an einem Umstand fest gemacht werden können. Sie schleichen sich leichter durch dein Unbewusstes ein und sind dann plötzlich da. Wahrscheinlich überfordern sie dich im Moment und der schnellste Weg raus ist dann das Ventil in deinem Schoß. Es verhält sich dabei jedoch wie ein Raucher, der seinen Stress mit einer Zigarette unterdrückt. Die Zigarette mag sich für den kurzen Moment gut anfühlen, sein Problem wird dadurch jedoch nur auf einen anderen Zeitpunkt verschoben.

Wenn dich ein innerer Trigger dazu verlockt, einen Porno zu schauen, musst du die Situation sofort ändern oder sofort verlassen. Wenn dein Fokus auf ein ungesundes Verhalten abschweift und du dich in den Sog der Pornos begibst, hast du im Moment der Weichenstellung die Chance, es zu ändern, bevor es zu spät ist. Es gibt dabei verschiedene Wege, die alle jedoch auf eines abzielen: Deinen Körper und deinen Fokus radikal zu verändern. Unterbreche deine Fantasie, gehe kalt duschen und schocke dein System. Gehe raus an die frische Luft und laufe ums Haus. Rufe einen Freund an und verabrede dich sofort mit ihm. Er muss nicht zwingend von deinem Reboot wissen. Wichtig ist, dass es eine Sache gibt, die dich dazu veranlasst aus dem Haus zu gehen und deine Muster zu unterbrechen.

Ein großer Grund für viele Rückfälle (und sicher einer der Gründe für meine persönlichen Rückfälle) waren die Tage nach übermäßigem Drogenkonsum. Dabei rede ich nicht nur von harten Drogen, sondern allen voran von Alkohol und Marihuana. In beiden Fällen oder auch deren Kombination hatte der folgende Tag und der resultierende Hangover ein sehr hohes Potential, meine Lust auf Masturbation extrem hoch zu schaukeln. Meine Gedanken waren speziell in diesen Tagen wie von einem Dämon besessen und der Rausch in meinem Kopf war intensiv. Ob dein Hangover nun deine Fähigkeit zu entspannen erleichtert und dich dadurch geil macht oder ob dein vergifteter Körper in Todesangst sich ein letztes Mal fortpflanzen möchte: Solche Tage sind die gefährlichsten für deinen Reboot und du benötigst sehr viel Kontrolle, um nicht Rückfällig zu werden. Die Lösung ist daher naheliegend. In der Zeit des Reboots solltest du darauf achten, auch körperlich gesund zu leben. Lass es eine Zeit lang mit dem Alkohol sein. Du wirst vielleicht erkennen, wie viele Substanzen du außerhalb von dir benutzt, um überhaupt Spaß an einem Abend zu haben. Auch das ist ein Symptom deiner Pornosucht, das sich mit der Zeit deines Reboots und dem weglassen von Alkohol und Drogen verändert. Mit der Zeit wirst du mehr Spaß an Abenden haben, an denen du echtes Interesse an den Leuten um dich hast und nicht Spaß erzeugst, indem du dich unter Drogen „weg machst". Das ist der Preis für deinen Reboot, der sich lohnt. Schließlich geht es um deine Zukunft und nicht um einen verpassten Rausch an einem Samstagabend.

Egal ob innere oder äußere Trigger: Wichtig ist, dass du die Kontrolle behältst, wenn die Gefahr groß ist, in deinem Reboot zu scheitern. Du machst den Reboot, um von Pornos weg zu kommen. Zu Beginn sind Trigger die große Hürde. Sie sind tief in deinem Alltag verankert und es dauert einige Wochen, bis eine eingeschliffene Verhaltensweise sich dauerhaft verändert. Für diese Startphase musst du dir über deine inneren und äußeren Faktoren sehr bewusst werden und in einem nüchternen Moment Strategien für den Notfall überlegen. Ein Ergebnis dieser Überlegungen könnte dann eine Wenn-Dann Liste mit Dingen sein, die du dir vornimmst zu tun, wenn ein Trigger ein ungewünschtes Verhalten wie Erregung, Masturbieren oder Fantasien auslöst. Diese Liste kann auf deinem Smartphone sein und sie deckt die inneren und äußeren Faktoren ab, die du bisher identifiziert hast. Dann brauchst du nur noch für die dir bekannten Situationen die nötigen Aktionen überlegen.

Diese Strategien könnten sein:

- Wenn ich kurz davor bin, einen Porno zu schauen -> Dann eiskalt duschen.
- Wenn ich alleine zu Hause und angespannt bin -> Dann joggen gehen.
- Wenn ich mal wieder einen stressigen Tag hatte -> Dann mit einem Freund ausgehen
- Wenn ich mit Smartphone ins Bett gehe -> Dann sofort Flugmodus
- ...

Du siehst, worum es geht. Die Liste muss so persönlich wie möglich auf deine Situation passen und du musst sie befolgen, auch wenn dein Kopf gerade anders will. Ich sage es dir noch ein mal mit aller Klarheit: In den ersten Wochen sind alte Gewohnheiten das größte Problem deines Reboots. Du musst sie ändern. Das will dein Gehirn nicht. Du musst deshalb etwas gegen dein gewohntes Verhalten tun, in einem Moment, in dem dein Verstand wenig Macht darüber hat. Erstelle dir diese Liste und halte sie ein. Diese Phase ist die erste und schwierigste Hürde im ganzen Prozess. Wenn du hier durch kommst, ist die halbe Miete bezahlt.

Werde wütend und sei gespannt

Pornos haben deinem Leben ganz schön zugerichtet. Stelle dir nur vor, was du alles hättest erreichen können in der Zeit, in der du einsam auf deine Fantasien gewichst hast. In dieser Zeit haben andere ihre Karriere voran getrieben, sich und ihrem Körper in der Sexualität mit einem Partner kennen gelernt und eine Menge Lebenserfahrung gesammelt. Ich kenne dich nicht persönlich aber ich weiß, dass du mehr sein kannst, als der Typ, der vor dem Rechner sitzt und wichst.

Nutze diese Erkenntnis und werde wütend. Werde wütend auf eine Industrie, die dein Gehirn ausgenutzt hat um dich am Haken zu halten. Werde wütend auf Pornostars, die dir ein völlig verdrehtes Bild von Intimität und Sexualität vermittelt haben. Werde wütend auf die verschwendete Zeit und verlorene Energie. Diese Wut ist gut, denn sie wandelt sich in die Energie um, die du für die kommenden Wochen und Monate benötigst. Diese Wut brauchst du, um endgültig über die Schwelle zu gehen und mit dem „Jetzt reicht's!“ deine Sachen zu packen und dich auf den Weg zu machen. Diese Form der Aggression ist gut. Sie verhilft dir, dein Leben in die Hand zu nehmen und Entscheidungen in Stein zu meißeln. Sie ist auch die Wut, die deine Pornosammlung, Browserdaten und Lesezeichen löscht. Es ist der Treibstoff für deinen Raketenstart in ein porno Leben.

Gleichzeitig kannst du noch mehr Energie aufbauen, wenn du neugierig wirst. Wenn du bis hier hin gelesen hast, bist du motiviert und ahnst, was auf der anderen Seite nach Pornos und Masturbation auf dich wartet. Das Leben, das du bekommst, ist größer, als was du dir gerade vorstellen kannst. Nutze dieses Momentum und sieh dich in einer leuchtenden Zukunft, in der du die größte Version deiner selbst sein wirst. Sieh dich mit dem Erfolg, der Karriere, den Frauen, Geld, Status und allem, was du dir heute noch wünschst. Jeder Schritt auf der Leiter deines Reboots wird dich einen Schritt weiter in diese Richtung bringen. Jeden Tag an dem du der Verlockung widerstehst, wartet ein besseres Morgen auf dich. Mit jedem Schritt wirst du motivierter werden, du wirst dir und deinen Entscheidungen mehr vertrauen und nach einigen Wochen wird sich daraus ein Sicherheitsnetz aufbauen. Es wird dich in einem schwachen Moment an deinen bisherigen Weg erinnert und dir immer weniger erlauben, eine einfache Verlockung deinen ganzen Reboot zu gefährden. Dann wird daraus ein Spiel und du kannst nur gewinnen.

Lerne alles über deine Sucht

Dieses Buch ist eine solide Grundlage für deinen Neustart. Ich erkläre dir so bildhaft und nachvollziehbar wie nur möglich, was es braucht, um von Pornos weg zu bleiben. Das heißt auch, dass ich dir vor allem Strategien und Empfehlungen gebe, die für mich funktioniert haben. Dadurch ist die ganze wissenschaftliche Sicht, Studien und Hintergrundwissen nicht vernachlässigt, aber vereinfacht dargestellt. Es ist dennoch wichtig, dass du alles über deine ganz persönliche Situation lernst und deine Erkenntnisse aus diesem Buch mit Erkenntnissen über dich selbst untermauerst. Zudem wirst du in den Geschichten von vielen Erfahrungen online lesen, die deiner eigenen Situation so ähnlich sind, dass du auch zwischen den Zeilen einiges über dich lernen kannst. Es fühlt sich gut an zu wissen, dass du nicht der einzige bist, der in dieser Situation ist. Wo du früher noch dachtest, dass du alleine mit diesem Problem auf der Welt bist, gibt es unzählige Rebooter, die sich mit dir auf dem Weg befinden. Das bestärkt deine Entscheidung und gibt dir Weggefährten für die Reise. Du lernst von ihren Berichten, wie ihr Reboot verläuft und was die Stolpersteine sind, an denen sie beinahe gescheitert wären oder auch sind. Du kannst dich an Diskussionen beteiligen und auch deine ganz eigenen Fragen stellen und Antworten von Menschen erhalten, die den Weg gemeistert haben. Dieses Feedback ist Gold wert und je mehr du dich an der Konversation beteiligst, umso mehr bestärkst du dich in deinem Reboot.

Es gibt mittlerweile einige Anlaufstellen, Studien und Erfahrungsberichte zum Thema Pornosucht und es wird dir leicht fallen, das nötige Wissen zu finden. Auch gibt es mittlerweile einige Videos auf YouTube zum Thema sowie TED Talks die die Sache in einem Video kompakt und rund abbilden. Diese Videos alleine geben die einen weiteren Überblick über das Thema und du kannst sie dazu verwenden, dir hin und wieder einen überzeugenden Motivationsschub in schwierigen Zeiten zu geben.

Schreibe und Teile

Schreibe deine Geschichte mit den Pornos in allen Details auf. Vernachlässige nichts und gehe in die Tiefe. Du wirst erstaunt sein, wie viele Dinge dir beim Schreiben auffallen, von denen du meintest, sie vergessen zu haben. Es werden dir Situationen einfallen, für die du dich schämst, die dir heute unangenehm sind oder vor denen du erschreckst. Egal wie schwer es ist, schreibe die ganze Geschichte auf. Lasse nichts aus, auch wenn du dich dafür schämst. Das Ziel dieser Übung ist, durch diese Scham hindurch zu gehen und einen anderen Blick auf diesen Lebensabschnitt zu bekommen. Durch den Wechseln der Perspektive wirst du eine neue Sicht auf dein Problem bekommen und ein mal mehr bestärkt sein, dieses Kapitel zu beenden. Du kannst dich und deine alte Situation von außen betrachten und durch diese Sicht eine Analyse von dir über dich anstellen. Wie sieht dein Alltag aus, wenn es ein Film ist, den du vor deinem geistigen Auge von dieser Person betrachtest. Vielleicht fallen dir die inneren und äußeren Trigger für dein Porno-Verhalten so viel eindeutiger auf. Vielleicht hast du Erkenntnisse, wann, wie und wozu du Pornos verwendest und welche tiefe Verankerung sie in deinem Leben haben.

Du kannst diese Geschichte im Anschluss dazu nutzen, dieses Kapitel deiner Vergangenheit abzuschließen. Betrachte es wie eine Fantasiegeschichte, die früher ein mal war aber heute nicht mehr stattfindet. Du kannst die Geschichte zudem ergänzen. Schreibe sie aus heutiger Sicht in die Zukunft weiter. Erfinde alles und schreibe deine persönliche Erfolgsgeschichte weg von Porno hin zu einem porno Leben. Schreibe alles auf, was du getan hast, um von Pornos weg zu kommen, was du in deinem Leben verändert hast und wie sich dein neuer Erfolg anfühlt. Gehe auch hier in die kleinsten Details und beschreibe die Abläufe, Veränderungen und Gefühle genau. Jede detaillierter du bist, umso mehr wird dein Unbewusstes diese Geschichte über deine Zukunft annehmen und in die gewollte Richtung steuern.

Nutze diese Geschichte und öffne deine Welt, indem du dich deinen Freunden gegenüber öffnest. Zeige deinen wichtigsten Freunden die Geschichte und erzähle ihnen alles. Bleibe den ganzen Zeitraum über präsent und erzähle ihnen nichts als die Wahrheit deiner Sucht, wie du dich manchmal gefühlt hast und wie du dir vorgenommen hast, davon los zu kommen. Diese Form der Offenheit wird sich zu Beginn sicher unangenehm anfühlen, jedoch gibst du einer wichtigen Person die Möglichkeit, dein wahres Ich zu sehen und dich und deine Welt besser zu verstehen, indem du ihr ein wichtiges Puzzleteil von dir gibst. Die Person wird wahrscheinlich erleichtert sein und dich in einer ganz neuen Dimension wahrnehmen, es kann einen Raum für Intimität und Verbundenheit öffnen und es gibt dir wahrscheinlich einen wichtigen Helfer auf dem Weg weg von Pornos an die Hand. Die Tatsache, dass du die Geschichte und dein Vorhaben des Reboots mit anderen teilst, macht aus dem inneren Plan einen Dialog in der Wirklichkeit. An dem Punkt, an dem du nicht mehr der Einzige bist, der von diesem Vorhaben weiß, setzt du die Voraussetzung, deinen Plänen Realität zu verleihen und sie dadurch automatisch in Gang zu setzen. Das ist wahre Transformation.

Reboote - Cold turkey

Der Startschuss deiner Heilung ist der Reboot selbst. Er ist weniger eine Technik als vielmehr eine innere Haltung, die du dir selbst gegenüber einnimmst. Der Reboot ist das versprechen an dich selbst, von Pornos, Masturbation und Fantasien über Sex, Szenen, Fetische und Perversionen fern zu bleiben. Innerhalb dieser Zeitspanne gibt es eine Reihe von Einstellungen, Feinschliffen und Tricks, die dir die Zeit des Reboots erleichtern. Es gibt jedoch keinen Trick, der aus dem Kutschenritt des Reboots eine angenehme Fahrt im Rolls Royce macht. Der Entzug ist schwer, erfordert Willenskraft und Durchhaltevermögen und ist teilweise schmerzhaft. Wenn du jedoch durch hältst, warten deine wildesten Träume auf der anderen Seite.

Das zentrale Stück im Reboot ist der kalte Entzug. Du brauchst den Cold Turkey, du musst hardcore werden. Der Begriff Cold Turkey kommt aus dem Drogenentzug und wird meistens beim Entzug von Alkohol oder Opiaten wie Heroin eingesetzt. Er ist nichts anderes als ein plötzliches Absetzen des Suchtmittels, eine abrupte Methode und eine 180 Grad Drehung zum gewohnten Konsum. Das abrupte Absetzen der Droge ist im ersten Moment wie ein Schock für das System eines Abhängigen und folglich sind die ersten Tage und Wochen die härteste Phase des Entzugs, weil der Körper in dieser Zeit ein starkes Verlangen nach der gewohnten Substanz hat. Der Vorteil dieser Methode liegt genau in diesem Schock. Das System hat eine radikale Änderung und lernt auf diese harte Art und Weise, dass sich eine gewohnte Situation schlagartig geändert hat. Das Gehirn muss nach den anfänglichen Fehlversuchen, den Stoff wie gewohnt zu bekommen, neue Wege finden, seine Bedürfnisse zu stillen. Das ist der Zeitpunkt, an dem neue Gewohnheiten alte Süchte ersetzen können. Mit der einhergehenden steigenden Energie hast du dann die Chance, ein aktives Leben zu führen, Sport zu machen, dich zu sozialisieren oder ein neues Hobby zu erlernen. Den Möglichkeiten sind keine Grenzen gesetzt.

Der Schlüssel eines Reboots ist, dich von Masturbation auf Pornos zu lösen, um diese Verbindungen in deinem Gehirn zu lockern und anschließend durch neue Gewohnheiten zu ersetzen. Dein Gehirn findet bald andere Wege, sich fortzupflanzen, und zwar nicht alleine und fiktiv. Es ist daher wichtig, in dieser ersten Zeit von jeder Stimulation weg zu bleiben. Schau dir keine sexy Bilder an, wirf deinen Pirelli Kalender weg, lies nicht ein mal einen romantischen Bergroman. Bleib von jeder Stimulation weg. Dein Gehirn wird in den ersten Wochen deinen Fokus sehr scharf auf Stimulation legen. Du wirst vor einer Wand von Magazinen stehen und es trotzdem schaffen, das einzige durchblitzende Cover eines Sexheftchens zu finden. Das ist die Kraft des Fokus.

Wenn du diese Stelle gerade liest ist jetzt der Moment deines Entzugs gestartet. Es gibt keinen Startpunkt „nächsten Montag". Das ist dein Gehirn, das noch etwas Spaß haben will, bevor es ernst wird. Es gibt auch kein stufenweises Absetzen, das dich von Pornos langsam löst. Auch das ist deine Fantasie, die dir einen Streich spielt. Es funktioniert nicht, ich habe es dutzende mal selbst erlebt. Jetzt wo dein Entzug von Pornos und Masturbation gestartet ist, hast du wahrscheinlich alle Vorbereitungen getroffen, hast die Motivation für dein neues Leben, über deine Sucht gelernt und deine persönliche Geschichte aufgeschrieben. Die Voraussetzungen sind geschaffen, deinem Erfolg gehen nur wenige Wochen, höchstens Monate des Durchhaltens voraus.

Re-Boot - Fang von vorne an

In endlosen Erfahrungsberichten der Internetforen wie der NoFap Bewegung kannst du erfahren, was es heißt, in seinem Reboot zu scheitern. Es gibt Reboot Stoppuhren, die online die Zeit zwischen letztem PMO (Porno-Masturbation-Orgasmus) und heute anzeigen. Sie zeigen auch an, wann der Rebooter das letzte mal seinen Zeittracker wieder auf Null zurück gestellt hat. Dabei ist es nicht selten, dass Personen, die im Forum nach mehreren Wochen in ihrem Reboot von ihrem neuen Leben und dem guten Gefühl von Testosteron und neuer Energie prahlen, nur um Tage später beschämt ihren Tracker wieder auf Anfang zu stellen. Sie erzählen nicht selten von nur einem kleinen Umstand, der ihr ganzes Kartenhaus umgeblasen hat, fühlen sich wie ein mieser Loser und sind hoffnungslos in Selbstmitleid versunken. Im triumphalen Moment ihrer geglaubten Heilung haben sie die größte Niederlage erlitten. Wie kann es sein, dass selbst nach Monaten stählerner Disziplin nur ein kleiner Zwischenfall den ganzen Fortschritt so zum stocken bringen kann? Die einfache Antwort ist, dass ihr Ego bereits einen Sieg vorweg genommen hat, der noch gar nicht verdient war. Sie haben sich mehr über den Eintrag im Forum als über ihren wirklichen Erfolg gefreut.

Selbstmitleid ist jedoch eine Art, mich als Opfer meiner eigenen Unzulänglichkeiten zu sehen. Nichts anderes als egozentrisches Wichsen. Dass dich das nirgendwo hin bringt, ist offensichtlich. Erst wenn du wieder die Verantwortung übernimmst, kannst du wieder in Bewegung kommen und deine Situation ändern. Wenn du also scheiterst, scheitere mit Würde. Mach diesen Vorfall nicht zum Anlass, jetzt so richtig tief abzustürzen und deine aufgestauten Triebe wie ein Tier nicht nur für einen Film sondern für

Stunden oder sogar ein ganzes Wochenende auszuleben. Stattdessen akzeptiere, dass du nicht ohne Fehler bist und der Weg auf dem Reboot bereits das Ziel ist. Die wenigsten Rebooter schaffen ihren Reboot in einem Zug. Der Prozess des Reboots selbst hat durch seine Eigenart, dass er nicht messbar ist, keinen klaren Anfang und kein klares Ende hat. Du kannst daher im Verlauf deines Reboots stolpern. Zunichte machen, kannst du ihn dadurch nicht. Ejakulation heißt also nicht gleich Scheitern. Denn der Reboot soll keine Abstinenz auf ewig bleiben, sondern ein Entzug von künstlicher und einsamer Stimulation sein. Sex mit einem echten Partner, ein Orgasmus durch Oralverkehr und durch alles, was nicht mit deiner Hand und Geschichten im Kopf passiert ist, sind kein Versagen in deinem Reboot. Das wichtige in deinem Reboot ist, dass Sexualität und Fantasie getrennt werden und die gesunde Art im Dialog mit einem Partner geschieht.

KAPITEL 12

DIE DREI GEGNER DES REBOOTS

Auf dem Weg des Reboots wirst du Symptomen begegnen und Phasen durchlaufen, die durchweg in allen Erfahrungsberichten auftauchen. Sie sind die Herausforderungen, die Beweis dafür sind, dass das Gehirn sich neu strukturiert und deshalb teilweise verrückt spielt. Anfänglich ist ein Reboot deshalb kein leichter Weg. Er ist voller Hürden, von denen ein Großteil aller Rebooter berichtet. Dabei gibt es drei ganz entscheidende Stationen, die du als Gegner deines Reboots ansehen solltest. Dieses Kapitel ist diesen Stolpersteinen auf dem Weg zu deinem erfolgreichen Reboot gewidmet. Bereite dich darauf vor, ihnen zu begegnen. Indem du sie hier kennen lernst, kannst du sie erkennen und mit Leichtigkeit überwinden. Sie sind Fluch und Segen in deinem Prozess. Denn ihre vordergründig schlechten Eigenschaften sind positive Zeichen dafür, dass der Neustart in deinem Kopf stattfindet und dein Erfolg nur noch eine Frage der Zeit ist. Wenn du ihnen begegnest, gib nicht auf. Im Gegenteil: Nimm die Herausforderung an und überwinde deine Dämonen. Auf der anderen Seite wartet alles das, auf das du heute noch hoffst.

Der Hintergrund der Achterbahn in deinem Reboot sind die Reparaturvorgänge in deinem Gehirn. Alles, was in den kommenden Wochen folgt, geschieht aufgrund der Veränderungen deiner Chemie im Kopf. Dein Körper hat sich an die ungewöhnlich hohen Dopaminlevel in deinem Gehirn über lange Zeit gewöhnt. Wenn Pornos und Masturbation weg bleiben, bleibt auch dieser Rausch weg. Folglich erreichst du für einige Zeit lang nicht diese hohen Level an Stimulation, da die Aufnahme und Sensitivität für Dopamin in deinem Gehirn mit der Zeit zurück gegangen sind. Weil normale Aktivitäten im Vergleich zu Pornos viel weniger Glückshormone in deinem Gehirn produzieren, kommen sie dir jetzt sinnlos und langweilig vor. Dopamin ist in erster Linie ein Hormon für deine Motivation. Wenn zu wenig Dopamin von deinen Rezeptoren im Gehirn aufgenommen wird, fehlt dir die Motivation, eine Sache konzentriert und erfüllend zu verfolgen. Wenn du dich früher schlecht gefühlt hast, konntest du immerhin noch auf einen Porno masturbieren, um dich bei Laune zu halten. Dieses Hilfsmittel hast du jetzt nicht mehr. Eine Durststrecke mit wenig Befriedigung folgt. Grund für diesen Zustand sind die Aufnahmestellen für Dopamin in deinem Gehirn. Deine Rezeptoren haben sich durch die viel zu hohen Level an Dopamin mit der Zeit geschützt, um nicht beschädigt zu werden. Diese Rezeptoren für das Hormon haben dicht gemacht und nur noch einen kleinen Prozentsatz des Dopaminrausches durch gelassen. Das hat dich mit der Zeit dazu veranlasst, mehr, länger und härtere Pornos zu schauen, um die Überflutung noch höher zu treiben und den Rausch zu spüren. Der Rausch bleibt ohne Pornos jetzt fast komplett aus, die Rezeptoren bleiben trotzdem erst ein mal dicht. Dinge, die dir im normalen Zustand einen normalen Schuss Dopamin geben, machen dann wenig Spaß weil von diesem normalen Schuss auch nur ein Bruchteil bei den Rezeptoren durchkommt. Erst wenn die hohen Dopaminlevel über eine längere Zeit ausbleiben, öffnen sich die Rezeptoren wieder für die Aufnahme einer größeren Menge der Hormone. Normale Mengen an Dopamin werden dann von den Rezeptoren wieder normal aufgenommen und alltägliche Dinge machen wieder normal Spaß. Bis sich die Rezeptoren wieder für die Aufnahme öffnen, dauert es es eine gewisse Zeit. Bis dahin musst du einen Marathon aushalten, der dich teilweise dazu verleiten kann, doch mal wieder einen Film zu schauen. Das ist der Moment, an dem die Meisten in ihre Pornosucht zurück fallen. Nur einen Meter vom Ziel entfernt, laufen sie in die falsche Richtung. Tu das nicht.

Einen Meter vom Ziel entfernt bist du dann, wenn eine oder mehrere dieser drei Herausforderungen auf dich zukommen. Wenn es an der Zeit ist, sei dir im klaren, dass dein Sieg über die Pornosucht um die Ecke wartet. Sie sind die Anzeichen dafür, dass du den Endgegner erreicht hast. Das finale Level bricht an. Du kannst nur noch gewinnen.

Emotionale Achterbahn

Hast du schon ein mal eine Reportage über den Entzug eines Heroinsüchtigen gesehen? In den Tagen und Wochen nach ihrem letzten Kick liegen sie frierend im Bett, leiden Schweißausbrüche, Angstzustände und Panikattacken. Ihr Gehirn ist so süchtig nach dem Stoff, dass es ihnen sogar Schmerzen am ganzen Körper zufügt, nur um die Droge zu bekommen. Es hat sich an die Flut von Hormonen und Chemikalien gewöhnt und verlangt mit aller Gewalt nach dem Stoff. Zudem sind sie konfrontiert mit sich selbst. Wo der Suchtstoff ein Ersatz für fehlender Verbindung und sozialen Kontakte war, steht nur der Süchtige vor seinen nackten Tatsachen.

Ganz so schlimm ist es beim Entzug von Pornos nicht, jedoch in vielen Bereichen ähnlich intensiv. Dein Körper fährt in der Zeit des Reboots Achterbahn, bevor er sich wieder auf die für dich natürliche Zustände einpendelt. Durch das Einpendeln deines ganzen Systems, sind Ausschläge in die Extreme beider Richtungen eine Zeit lang völlig normal. Alltägliche Aktivitäten fühlen sich an einem Tag unfassbar langweilig an, Emotionen werden am anderen Tag merkwürdig stark und nah, die Funktionen deines Körpers spielen verrückt. Folglich kann ein Sturm an Emotionen in dir entstehen und du wirst das Gefühl haben, tatsächlich Achterbahn zu fahren. Was sich befremdlich und neu anfühlt, ist jedoch ein Zeichen dafür, dass sich deine Rezeptoren im Kopf wieder für die Aufnahme von mehr Hormonen öffnen. Es ist wahrscheinlich, dass du Emotionen wahrnimmst, für die du eine lange Zeit lang taub warst. Es kann sein, dass du Emotionen wahrnehmen wirst, die du tatsächlich noch nie gespürt hast. Von höchsten Höhen bist tiefste Tiefen ist die komplette Bandbreite der Zustände möglich. Das ist zuerst ungewohnt und du wirst verwirrt sein, was du alles fühlen kannst. Von unendlicher Liebe der Natur, Freunden und Familie gegenüber bis zu Angstzuständen und Panikattacken, Wutanfällen über Kleinigkeiten und plötzlichen Tränenausbrüchen ist das volle Spektrum vertreten. An einem Tag fühlst du dich von einer Bemerkung eines Kollegen tief verletzt, am anderen Tag stehen dir beim Anblick eines Babys die Tränen in den Augen. Rückblickend wirst du Situationen erkennen, in denen du völlig irrational und emotional gehandelt hast, wo eine einfache Lösung offensichtlich war. Du wirst durch deine Umstellung der Chemikalien im Kopf eine Zeit lang Dynamit im Schädel haben. Dadurch, dass du das weißt, kannst du dich in der jeweiligen Situation selbst ertappen und dich daran erinnern, dass es vollkommen normal ist. Ich erinnere mich an einen Tag, an dem ich Mittags in einem Restaurant saß. Gegenüber war eine junge Familie mit einem Kind von vielleicht 5 Jahren. Die Tatsache, dass der Vater sein Kind gefüttert hat, bevor er selbst zu essen begann, hat damals eine Welle von Emotionen in meinem Körper ausgelöst. Für einen Moment lang war ich kurz davor, überflutet vor Liebe und Verbundenheitsgefühlen in Tränen auszubrechen. Aus heutiger Sicht war das eine unglaublich heftige Reaktion und mir war auch damals sehr bewusst, dass diese Welle an Emotionen ein Resultat meines laufenden Reboots war. Anhalten konnte ich sie dadurch nicht, aber ich konnte die Situation verstehen und mit ihr umgehen. Schön war sie allemal.

Es ist ratsam in dieser turbulenten Zeit keine schwerwiegenden Lebensentscheidungen zu treffen. Der Umzug in ein anderes Land, das Einreichen einer Scheidung, Kündigung deines Arbeitsplatzes sind Beispiele für solche Dinge. In extremen Gefühlszuständen machen solche Aktionen vielleicht Sinn, sollten jedoch auch auf lange Sicht und mit einem Lebensplan gut überlegt sein. Wenn in deinem Kopf gerade alles schief steht, ist es eine gute Idee, dein Umfeld zu warnen. Vielleicht, indem du sagst, dass du gerade etwas „durch im Kopf“ bist und eine komische Zeit erlebst. Dadurch sind zumindest nahestehende Menschen vor vermeidlich überproportionale Reaktionen auf Umstände gewarnt und können Verständnis für dich haben. Das ist vor allem daher wichtig, da sich mit deinem neuen Verhalten auch dein wahrgenommenes Umfeld ändern wird. Du wirst dich ändern und auf alte Situationen anders als bisher reagieren. Das verwirrt Menschen, die dich längere Zeit kennen und verunsichert sie zugleich. Denn auch sie sind an ihre Gewohnheiten gewöhnt und deine Veränderung ändert deshalb auch die Dynamik in allem, was um dich herum passiert. Sie werden auf neues Verhalten erst ein mal überrascht reagieren, da sie an die alte Version deiner selbst gewöhnt sind. Der Konflikt ist dadurch vorprogrammiert. Durch diese neuen Dynamiken verändern sich die Verbindungen in deinem Umfeld. Du kannst dich nicht verändern, ohne dass sich deine Umstände mit verändern. Es ist völlig normal. Gewöhne dich an Veränderung.

Deine Emotionen werden sich auch in deinen Nächten zum Ausdruck bringen. Deine Träume werden klarer, realer oder surrealer, je nachdem, wo du in deinem Reboot stehst. Die Folge davon sind Träume, die sich generell intensiver gestalten als bisher gekannt. Entweder extrem greifbare und reale Träume oder völlig verzerrte Alpträume sind dann möglich. Du wirst beim Aufwachen vielleicht teilweise das Gefühl haben, verrückt zu werden. Diese Zeit ist jedoch sehr interessant, weil dir durch die Klarheit der Träume auch „luzides Träumen“ möglich wird. Luzides Träumen heißt, dass du im Traum eine Art Bewusstsein besitzt, das die Geschichte aktiv beeinflussen kann. Du kannst dann in deiner Traumlandschaft steuern und die Welt deines Unbewussten erkunden. Manchmal werden dadurch Träume zu einer Abenteuerreise, während du andere Male von Alpträumen ermüdet völlig unausgeschlafen aufwachen wirst. Auch werden sexuelle Träume eine Art davon sein, wie sich die Geschichten in deinem Kopf zusammen setzen. Diese Träume und der Sex, der in ihnen vielleicht stattfindet, werden sich sehr real anfühlen. Es kann sein, dass du das ein oder andere Mal tatsächlich mit einer Ejakulation aufwachsen wirst. Ein Zeichen dafür, dass dein

Körper seine Funktionen neu kalibriert und deine sexuellen Funktionen noch voll da und aktiv sind. Ein weiteres Indiz dafür, dass dein Reboot in vollem Gange ist.

Hypersexualität

Nach den ersten Tagen und Wochen des Reboots wird ein drängendes Verlangen in deinem Körper aufsteigen, das dir teilweise die Konzentration auf etwas außerhalb von Sex und Pornos unmöglich macht. Du wirst dich in Situationen wieder finden, in denen du extrem große Disziplin zeigen musst, um nicht innerhalb weniger Sekunden dem Druck nachzugeben und in deinem Reboot zu scheitern. Die größte Herausforderung sind intensive Lust und Verlangen nach Masturbation und Pornos. Deinem Gehirn fehlt der Dopaminrausch der Filme und entsprechend meldet es sich mit einen starken Verlangen, das deine ganze Konzentration auf Sex lenkt. Dadurch, dass du nicht ejakulierst, steigen deine sexuelle Energie und damit dein Verlangen. In starken Wellen der Lust zeigt dein Körper, dass er sich dringend fortpflanzen will. Du siehst in diesen Phasen die Welt durch die Testosteron-Brille und dein Gehirn ist nur noch fokussiert auf das eine. Du wirst vielleicht überrascht sein, wie findig dabei deine Instinkte sein können. Selbst eine aufgeschnittene Papaya kann dich in dieser Situation an eine überdimensionale Vagina erinnern und dich an den Rand der Ejakulation bringen. Was jetzt wie ein Witz klingt, ist die Wahrheit und mir nicht selten passiert. Bananen, Gurken, Papayas und Co. sind dann nur Stellvertreter und trotzdem starke Anker, an denen dein Gehirn in dieser Zeit Anzeichen für sexuelle Erregung ausmacht. Wenn bereits eine Frucht eine Welle der Erregung in deinem Körper auslösen kann, kannst du dir den Kontakt mit einer Frau leicht vorstellen. Jede Verkäuferin an der Kasse, jedes Dekolletee und nur der Geruch einer Frau wird zum roten Tuch und du zum tollwütigen Stier. Du wirst dich vielleicht sogar erwischen, wie du älteren Damen auf den Arsch schaust und sich schräge Fetische in deinem Kopf abspielen. Dein bewusstes Denken ist stark beeinträchtigt und deine Hypersexualität macht es teilweise unmöglich, dich zu konzentrieren. Wichtig hierbei ist die Erkenntnis, dass dieser große Druck in spitzen Wellen kommt, die wieder vorüber gehen. Viele Rebooter scheitern an dieser anfänglichen Hürde, weil sie dem Druck nicht stand halten können und die Kontrolle verlieren.

Während dieser Schübe ist es daher extrem wichtig zu verstehen, dass dieser Zustand vorüber gehen wird. Um den Willen zur Disziplin aufzubringen, ist es in diesem Moment sehr wichtig, deinen körperlichen und psychischen Zustand radikal zu verändern. Wenn du im Tunnel deiner Fantasie steckst, musst du die Situation so schnell wie möglich verlassen, um aus der Trance in deinem Kopf aufzuwachen. Wenn du diesem Schub entkommen bist, wirst du denken, dass du zuvor wie von einem Teufel besessen warst. Was jedoch passiert ist, ist ein gutes Signal. Die starken Schübe und Lustempfinden sind ein Anzeichen dafür, dass dein Körper eine Veränderung wahrnimmt und erste Symptome auftreten.

Es gibt in diesem Zeitraum unzählige Situationen und Momente, in denen dich deine Lust überfallen kann. Entsprechend musst du eine Liste an Aktionen parat haben, um dich wieder auf ein normales Level zu bringen. Sie alle haben zum Ziel, den Strom deiner Fantasien im Kopf zu unterbrechen. Diese Fantasien sind wie Scheuklappen, die dich in einen Tunnel befördern, den du verlassen musst, bevor es zu spät ist. Dein Ziel muss es sein, diesen Momenten für eine gewisse Zeit zu widerstehen, egal wie hart die Herausforderung sich anfühlt. Es gibt einige Strategien hierfür, die darauf abzielen, deine Aufmerksamkeit und Fokus radikal zu unterbrechen. Sie mögen dir vielleicht etwas seltsam vorkommen und tatsächlich geht es dabei genau darum.

Unterbreche deine Fantasie

Du bist in einer Situation, in der dein Geist nur noch in die eine Richtung zieht. Deine ganze Aufmerksamkeit gehört deiner Fantasie und du hast das dringende Bedürfnis zu ejakulieren. Das Karussell in deinem Kopf spielt verrückt und der einzige Ausweg zurück auf den Boden der Tatsachen scheint zu sein, einen Druckausgleich zu erzeugen. Dieser Moment ist gefährlich, weil die Entscheidung für „es sein lassen“ oder „es tun“ auf Messers schneide steht. Zudem ist sie einseitig geneigt und du bist im Begriff, die Kontrolle zu verlieren. Der Druck ist extrem und dein Kopf sagt „scheiß drauf“. Die Situation reißt dich hin und her und du bist im Moment unfähig, normale Entscheidungen zu treffen oder einen klaren Gedanken zu fassen. Dein Verlangen ist größer als dein Verstand, der dich verzweifelt an deinen Reboot erinnert. Es ist wie ein Radiohit in Dauerschleife in deinem Kopf. Je mehr du ihn nicht mehr hören willst, umso lauter wird er. Deine einzige Chance in diesem Moment ist, deine Wahrnehmung schockartig zu unterbrechen. Beiß in eine Zitrone, gehe kalt duschen oder sprinte ein mal um den Block. Zieh den Stecker deines Computer, mache deinen Laptop sofort aus und verlasse das Haus. Egal was du tust, es muss deine jetzige Situation stark beeinflussen. In dieser Situation musst du deinen Körper und deinen mentalen Fokus grundlegend verändern, um wieder zu klaren Gedanken zu finden. Das beste, was dir jetzt passieren könnte, wäre eine überraschende Ohrfeige oder ein Eimer Eiswasser über den Kopf. Das passiert sehr unwahrscheinlich und deshalb brauchst du die Bewusstheit, das für dich selbst zu übernehmen. Mit dieser Aktion findet eine radikale Veränderung deiner Wahrnehmung statt. Für einen Moment lang sind deine Sinne verwirrt und die Lücke aus dem Tunnel öffnet sich. Dieser Shift holt dich aus dem Sog deiner Fantasien und gibt dir die Möglichkeit, deine Situation von Außen zu betrachten und zu verlassen.

Sieh dich von Außen

Wenn du in der Situation bist, in der es kaum ein Zurück gibt, macht es Sinn, dich von Außen zu sehen. Du bist in einer Situation in deinem Kopf gefangen und hast keinen Einblick auf eine objektivere Realität. Deshalb ist es wichtig, deine Perspektive zu verändern. Gehe vor den Spiegel und sieh dir in die Augen. Rede mit dir und frage dich, was du gerade willst. Rede dir gut zu und erinnere dich daran, dass du es so weit in deinem Reboot geschafft hast, dass jetzt ein Rückfall keine Option mehr für dich ist. Erinnere dich an deine Ziele und daran, dass du eine Entscheidung getroffen und du ein Versprechen dir selbst gegenüber hast. Erinnere dich daran, dass dieser Moment nur eine Durchgangsstation zu deinem Erfolg ist.

Es kann in dieser Situation auch hilfreich sein, dir selbst Empathie entgegen zu bringen. Trage zum Beispiel einfach ein Bild von dir als Kind in deinem Geldbeutel mit dir. Schau es dir an, wenn dein Versand am Rad dreht. Es ist ein sicheres Mittel dafür, die Perspektive zu wechseln und eine unschuldige Version deiner selbst zu sehen. Würdest du das, was du gerade dir antust, dem Kind auf diesem Bild antun? Du hast die Gelegenheit, die bessere Zukunft für den Menschen auf diesem Bild zu wählen.

Vielleicht nimmst du in einem guten Zustand, indem du motiviert bist und deinen Reboot beschließt ein Video auf, das dich an deine großen Ziele und dein neues Leben nach den Pornos erinnern soll. Du kannst dieses Video immer auf deinem Smartphone haben und es braucht nur einen Klick, es abzuspielen, bevor du den Play Button auf deinem Porno drückst. Sobald du das Video von dir selbst siehst, ist es fast unmöglich noch ein mal auf den Porno umzusteigen.

Zieh den Joker

Eine der besten Dinge, die dir auf dem Weg des Reboots zur Seite stehen können, ist ein vertrauter Freund, der von deinem Vorhaben weiß. Das kann im Moment für dich unerreichbar klingen und es ist in der Tat ein mutiger Schritt, dich so einem Freund gegenüber zu öffnen. Aber es ist eine große Hilfe für deinen Reboot. Erstens, weil durch deine Offenheit deine Sucht kein Geheimnis mehr ist und du jemanden hast, der dich versteht und dir wahrscheinlich helfen will, das Problem zu lösen. Zweitens, weil die Wahrscheinlichkeit für dein Durchhaltevermögen im Reboot steigt, wenn andere von deinem Ziel wissen und dich dafür verantwortlich halten. Drittens, weil du dadurch einen Freund hast, der dir als Telefonjoker im Notfall als letzte Hilfe dienen kann. Alleine die Handlung, im Notfall einen Freund anzurufen, katapultiert dich sofort aus deinen einsamen Fantasien heraus in den Dialog mit einem Freund. In erster Linie geht es darum, dass du auch hier einen Weg aus deinen irrationalen Fantasien in die Realität findest und nichts ist besser als ein Gegenüber, mit dem du in Kontakt sein kannst. Sprich dich mit deinem Freund aus, erzähle ihm die ganze Geschichte und erzähle ihm auch, was mit dir in einem Notfall passiert, in dem du die Kontrolle über deinen Verstand verlierst. Gib ihm alle Informationen, die er braucht, um dir im Fall der Fälle wirklich helfen zu können. Sage ihm auch die Uhrzeiten und Situationen, in denen deine Lust auf Pornos am aktivsten ist. Alleine dadurch kann er dir helfen, eine Strategie zu finden, abends beispielsweise gemeinsam etwas zu unternehmen, um dich von gefährlichen Tageszeiten weg zu lenken. Es ist auch möglich, ein tägliches Einchecken zu verabreden, an dem du ihm jeden Tag um eine sonst brenzlige Uhrzeit eine Nachricht mit deinem aktuellen Status schickst. Sei transparent für ihn und gib jemandem die Möglichkeit, deine Disziplin zusätzlich zu unterstützen. Es wird ein doppelter Boden sein, der dich auffängt, wenn du abzustürzen drohst.

Mach es unter Bedingungen

Ziehe es in Erwägung, dir das masturbieren zu erlauben - unter einer Bedingung: einer Bedingung. Wie wäre es zum Beispiel, es dir zu erlauben, jedoch erst dann, wenn du 30 Liegestütze gemacht hast. Das ist ein fairer Deal und wenn du regelmäßig masturbierst, kannst du in nur wenigen Wochen einen beachtlichen Trainingseffekt verzeichnen. Das interessante dabei ist natürlich, wie oft du nach diesen dreißig Liegestütze noch Lust auf Masturbation hast. Wahrscheinlich hat sich dein Zustand - siehe „Unterbreche deine Fantasie“ - so weit verändert, dass du danach überhaupt kein Verlangen mehr danach hast, dir einen runter zu holen.

Falls alles nichts hilft, deine Lust dich ruiniert und du keine Wahl mehr hast, masturbiere. Diese ist die letzte Stufe und wenn dein Leid dich handlungsunfähig macht, ziehe die Notbremse. Ich gebe diesen Tipp nur ungern, aber er kann die letzte Hilfe sein, wenn die Situation ausweglos ist: Wirf die Ladung über Bord. Komme so schnell wie möglich ohne Fantasie und ohne Film oder andere Hilfsmittel. Mach es so lust- und gefühllos wie möglich und achte darauf, dass du wirklich keinen Spaß dabei hast. Mache es zu einer Technik statt einem Erlebnis. Versuche die Sache so kühl und nüchtern wie möglich hinter dich zu bringen, dass es das nächste mal viel unattraktiver wird, zu masturbieren. Du musst dein Gehirn darauf trainieren, dass das Erlebnis deiner Masturbation keine Sache ist, die ihm wirklich Freude bringt. Das wichtige dabei ist, dass selbst die Ejakulation sich so schal anfühlt, dass du auch diesen schlechten Umstand als dein Werkzeug benutzt.

Egal was du tust, finde die Strategie, die am besten für dich funktioniert. Es geht dabei nicht um rationale Gedanken, denn diese funktionieren im Chaos deiner Fantasien nicht mehr. Es geht darum, dir im kritischen Moment die Keule über den Kopf zu ziehen, um deinen Verstand in die Nüchternheit zu zwingen. Egal was für dich in dieser Situation funktioniert, tu es sobald du es nötig hast. Erinnere dich daran, dass deine Hypersexualität in Wellen kommt und Wellen auch wieder abklingen. Mache daraus ein Zeitspiel, bei dem derjenige gewinnt, der länger aushält. Lass nicht zu, dass dir Fantasien deinen Reboot zunichte machen.

Flatline - Der tote Penis

So, wie die Extreme von intensiver Lust und Verlangen immer wieder auftauchen, ist auch das Gegenteil davon möglich. Mindestens ein mal in deinem Reboot wirst du eine sogenannte Flatline erleben. Die Flatline ist ein Zustand, indem für einige Tage, Wochen und sogar Monate dein System flach liegt. Es ist eine Zeit, in der du weder Lust verspürst noch Erektionen bekommst. Mit anderen Worten: dein sexuelles Verlangen erliegt komplett, dein Penis hat keine Erektionen mehr. Dieser Zustand wechselt sich immer wieder mit der zuvor beschriebenen „Hypersexualität“ ab. Dein Körper fährt Zickzack zwischen extrem starkem Verlangen und überhaupt keinem Interesse an Sex. An einem Tag kannst du vor Geilheit keinen klaren Gedanken mehr fassen. Am nächsten Tag ist alle sexuelle Energie ganz dahin und du fühlst dich antriebslos und depressiv. Diese Zeit wird auch als „Dead Penis“ bezeichnet und sie fühlt sich genau so an. Für eine gewisse Zeitspanne ist deine Libido am Boden und dein Penis scheint tatsächlich tot zu sein. Es fühlt sich so an, als währen die Nerven in deinen Unterkörper abgeschnitten und jede Art sexueller Erregung unmöglich. Das ist ein beängstigender Moment und er fühlt sich an, als hättest du dein System für immer beschädigt und könntest nun zum Mönch konvertieren. Die Flatline ist eine sehr beängstigende Zeit. Viele Rebooter glauben, dass dieser Zustand für immer anhalten wird und sie ihrem Körper dauerhaften Schaden zugefügt haben. Dieser Moment der Unsicherheit ist gefährlich. Viele Betroffene nutzen dann nämlich Pornos, um ihre Lust zu testen und eine Erektion aus sich heraus zu kitzeln. Damit unterbrechen sie den rational gesehen positiv verlaufenden Reboot und werden nicht selten Rückfällig. Diese Phase kommt oft in Verbindung mit depressiven Verstimmungen und fühlt sich deshalb zum Verzweifeln an. Der Impuls, den Reboot einfach abzubrechen, ist groß.

Die gute Nachricht ist, dass die Flatline ein großer Teilerfolg auf der Strecke deines Reboots ist und sie enden wird. Die Flatline ist ein starkes Zeichen dafür, dass wesentliche Veränderungen in deinem Gehirn stattfinden und deine Verbindungen von Lust und Unlust neu ausgerichtet werden. So kommt es, dass die Schaltwege im Gehirn neu gelegt werden und teilweise völlig unlogisch funktionieren. Es ist, als würden sich die neuronalen Verbindungen in deinem Gehirn voneinander lösen und neu strukturieren. Wie ein Schaltkreis, dem du den Stecker gezogen hast, fließt für eine Weile kein Strom und das System ist außer Gefecht. Dies ist die Zeit, in der dein Gehirn die Verbindungen deiner sexuellen und emotionalen Funktionen neu legt und auf ein natürliches Niveau senkt. Das Verhältnis von Auslöser und Wirkung verändert sich langsam und deine Rezeptoren im Gehirn öffnen sich allmählich wieder für die Aufnahme von mehr Dopamin. So wirst du an einem Tag von Glückshormonen überschwemmt und am anderen Tag von schlechten Gefühlen lahm gelegt. Die wichtige Erkenntnis ist, dass diese Zeit zwar eine Durststrecke ist, sie jedoch ein gutes Zeichen für deine Heilung ist. Zudem ist sie einer der wenigen Momente des Reboots, indem es ein klares Anzeichen dafür gibt, dass dein System im Veränderungsmodus steckt und der Neustart erste Erfolge verzeichnet. Viele Rebooter verfallen dem Gedanken, dass ihr Körper ein ernsthaftes Problem hat und testen ihre Funktionen, indem sie einen Porno schauen. Ein kritischer Moment, indem viele durch ihr fehlendes Wissen einen Rückfall erleiden.

Die Flatline taucht mindestens ein mal in der Zeit des Reboot auf, sie kann aber auch mehrmals auftreten. Sie ist daher keine zeitliche Markierung, an der du messen kannst, wie lange der Reboot noch dauern wird oder wie weit er fortgeschritten ist. Trotzdem ist sie ein Anzeichen dafür, dass du mindestens eine große Teilstrecke hinter dir hast, die Kurve deiner Heilung steil nach oben verläuft und deine Veränderung spürbar positiv wird. Die Flatline ist wie der Anlauf vor dem Sprung. Sie ist der Zeitpunkt, an dem deine natürlichen Körperfunktionen sich neu arrangieren und einpendeln. Egal an welcher Stelle deines Reboots du dich befindest: Alle drei dieser Gegner können unabhängig voneinander auftauchen und sie folgen keine festgelegten Struktur. Akzeptiere sie als Wegbegleiter auf dem Weg zu einem porno Leben, halte die unangenehmen und schwierigen Momenten aus und sieh den Reboot als ein Spiel, das du auf jeden Fall gewinnen wirst.

KAPITEL 13: OPTIMIERE DEIN LEBEN

Nun bist du länger von Pornos weg und hast in den kommenden Wochen mehr Zeit, mehr Energie und mehr Antrieb denn je. Du kannst diese Zeit für dein persönliches Wachstum nutzen. Die große Gefahr beim Reboot ist die neue Zeit, die durch ihn entsteht. Wenn du von den Fantasien in deinem Kopf weg bleibst, fühlt es sich tatsächlich so an, als hättest du Unmengen mehr an Zeit. Statt in deiner Fantasie stundenlang abzutauchen, hast du nun Zeit für echte Erlebnisse. Dadurch entsteht ein Vakuum für Neues in deinem Leben. Diese Erkenntnis ist die wichtigste Erkenntnis, um deinen Reboot zu einem Erfolg zu machen: Du kannst nicht nur von Pornos weg bleiben und alles andere beim Alten belassen. Ohne neues Handeln kommen alte Muster schnell wieder in dein Leben. Auf schlechte Gefühle folgen dann drängende Bedürfnisse und wenn du immer noch alleine zurecht kommen willst, wird das Smartphone der kürzeste Weg für ein wenig Spaß in der Hose. Masturbieren auf Pornos ist dann nur noch eine Frage der Zeit.

Dadurch, dass du von Pornos weg bleibst, entsteht freie Zeit. Es entsteht ein Vakuum, das du entweder aktiv mit neuen Erfahrungen und Aktionen füllst, oder das Fantasien und Pornos ganz von alleine wieder in dein Leben hinein zieht.

Deine alten Gewohnheiten werden so zum größten Gegner. Sie sind zu Beginn des Reboots noch sehr eingeschliffen. Schließlich hast du eine ganze Zeit lang so überlebt. Dein Gehirn liebt das Gewohnte und daher gibt es aus seiner Sicht wenig Anlass sich zu ändern. Gewohnheiten dauerhaft zu verändern ist der Schlüssel, Pornos für immer aus deinem Gehirn zu radieren. Du musst daher eine Zeit lang aktiv dagegen arbeiten und Umstände schaffen, die dich von deinen alten Gewohnheiten entfernen. Wenn du früher gewohnt warst, nach dem Feierabend alleine auf der Couch zu verbringen, wirst du raus gehen müssen, Freunde und neue Leute kennen lernen und dich mit anderen vernetzen. Wenn du früher schlechte Gefühle in dich hinein gefressen hast, musst du dich jetzt gesünder Ernähren und Sport machen. Wenn du Belastendes früher mit Alkohol bekämpft hast, musst du vielleicht eine Therapie anfangen oder eine Gruppe finden, mit der du über deine Themen reden kannst. Das sind die neuen Erfahrungen, die du machen musst, um wirkliche Veränderung nachhaltig zu machen. Sie sind oftmals das genaue Gegenteil von dem, das du gewohnt bist zu tun. Zu Beginn fühlt sich das gegenläufig zu deiner Intuition an und du willst Unangenehmes durch die wohlige Sicherheit bekannter Verhaltensmuster los werden. Genau an diesem Punkt ist es wichtig, den Gedanken zu erkennen und dich absichtlich in eine Situationen zu begeben, die neu für dich ist.

Was du tun kannst, um aktiv zu werden, ist natürlich persönlich und völlig individuell. Vielleicht gibt es Dinge, von denen du schon lange träumst, vielleicht hast du Vorstellungen über eine neue Karriere, Fantasien mit neuen sozialen Kontakten oder du hast Lust auf Dates mit Frauen. Das „Was" zu finden ist relativ einfach. Für das Wie, gibt es zwei Wege.

Der Monk Mode

Der erste Weg nennt sich Monk Mode. Er ist eine innere Haltung, in der du dich für ein paar Wochen zurück ziehst und dein Leben im Innen sowie im Außen in Ordnung bringst. Er eignet sich, wenn bei dir viele weitere Lebensbereiche schief hängen. Wenn du wenig Motivation für deine Karriere hast, deine Finanzen außer Kontrolle sind und deine Beziehungen einem kalten Krieg gleichen, ist der Monk Mode wie eine Reinigungskur, in der du den alten Dreck in deinem Leben beseitigst.

Der Dope Mode

Der zweite Weg ist der Dope Mode. Er eignet sich, wenn du bisher gewissenhaft deinen Beruf verfolgst, etwas Geld gespart hast und oberflächlich betrachtet gut da stehst. Eigentlich ist alles perfekt, wenn da nicht deine inneren Dämonen wären. Während du mit Alltag beschäftigt warst, sind dir Dinge wie Beziehungen, Freunde und Verbindungen irgendwie nicht wichtig gewesen. Pornos waren der einzige Ausgleich dafür. Jetzt sind Pornos weg und dir fällt auf, dass viele dieser Aspekte in deinem Leben fehlen. Du musst sozial aktiv werden und deine Ängste überwinden.

KAPITEL 14
DER MONK MODE

Der mentale Weg für die Optimierung deines Lebens ist der „Monk Mode“. Du wirst eine Zeit lang zum Mönch. Der Monk Mode ist eine innere Haltung, mit der du dir einen sicheren Container für deinen Schutz baust, um darin wachsen zu können. Es ist ein fester Zeitraum, in dem du den absoluten Nullpunkt deiner Aktivitäten, die dich von deinen eigentlichen Zielen ablenken, beschließt. Es ist eine Zeit, in der du dich auf dein Leben fokussierst und die Baustellen beseitigst, die dich blockieren und in deinem Wachstum zurück halten. In einem relativ kurzen Zeitraum von etwa ein bis drei Monaten hilft dir dieser Container, dich von negativen äußeren Einflüssen abzuschotten und dich auf die Verbesserung deiner Lebenssituation zu konzentrieren. Das bedeutet für diesen Zeitraum ein gewisses Opfer, das sich jedoch auf mittel- und langfristige Sicht mehrfach auszahlt. Der Monk Mode ermöglicht dir ein Gefühl von Richtung in deinem Leben, Kontrolle über deine Lebenssituation und Klarheit über deine Lebensziele. Das Opfer ist im Vergleich gering: Du fährst die Zeit, die du für Ablenkungen und das Vertrödeln von Zeit aufwendest, auf ein

Minimum herunter. Dadurch wird viel Zeit für dich selbst frei. Zeit, die du sonst mit Dingen verlierst, die dich im Leben kein Stück weiter bringen.

Um welche Aktivitäten es sich dabei handelt, ist klar: Pornos, Filme und Serien Völlerei, Videospiele Partys, stundenlanges Abhängen in den sozialen Medien und so weiter. Dabei geht es um die Zeit und/oder die Schädlichkeit dieser Aktivitäten für dein Leben. Sie sind nicht von Grund auf schlecht. Die Dosis macht auch hier die Droge. Verstehe mich daher nicht falsch: Es ist gut, zur Entspannung Filme zu schauen oder hier und da ein Spiel zu speilen. Es ist jedoch sicher nicht gut, wenn du mit Serienstaffeln täglich stundenlang dein Gehirn auf den Standby Modus schaltest. Wenn du diese Aktivitäten auf ein Minimum reduzierst, hast du viel Zeit für Lebensbereiche, die sonst darunter leiden. Auch schädliche Beziehungen durch sinnvolle soziale Kontakte und Verbindungen zu ersetzen, ist ein wichtiger Teil davon. Es geht darum, dich auf dich zu konzentrieren und im Dialog mit Menschen zu sein, die dich weiter bringen. Das ist schwer, wenn dich Leute bisher in deinem Umfeld nur davon abhalten oder ihre Befindlichkeiten dich von deinen eigenen Themen zu sehr ablenken. Statt mit ihnen jedes Wochenende bis zum Vollrausch zu saufen oder dein Geld und deine Zeit in Drogen zu investieren, kannst du das gesparte Geld dazu nutzen, gutes Essen zu kaufen und allgemein deinem Körper Gutes zu tun. Vielleicht machst du eine Saftkur oder fastest und reinigst deinen Körper von innen, kaufst dir gute Körperpflege oder gehst jede Woche ein mal in eine Sauna und entspannst dich. Indem du dir diese Zeit für dich selbst nimmst, steigerst du nebenbei deinen Selbstrespekt. Dein Wert vor dir selbst steigt, wenn du dich und deine Themen ernst nimmst und etwas unternimmst, um dich selbst zu aktualisieren und Klarheit über dein Leben zu erlangen. Diese Klarheit wird dir ein Gefühl von Sinn und Richtung geben und dein Selbstvertrauen und Selbstbewusstsein immens steigern. Statt deine schrägen Lebensbereiche mit Ablenkungen auszublenden, schaust du im Monk Mode genau hin und löst diese Konflikte auf. Du bringst dadurch dein Leben auf Spur und beschleunigst dein persönliches Wachstum. Und Wachstum bedeutet Glück.

In dieser Zeit kannst du die verschiedensten Verbesserungen in deinen Lebensbereichen vornehmen und es kommt ganz auf dich an, was das Thema sein soll. Du könntest beispielsweise deine Karriereaussichten und deine Zufriedenheit mit deinem Job prüfen und einen Plan für die kommenden Jahre machen, deine Finanzen mit einem Haushaltsplan in den Griff bekommen, dich in neuen Bereichen weiter bilden und flexibler für deine Zukunftsmöglichkeiten werden, einem sozialen Zweck dienen und Erfüllung finden oder ein neues Hobby erlernen oder, oder, oder. Die Bereiche sind völlig individuell und sollten auf deine persönliche Situation abgestimmt sein. Im besten Fall handelt es sich um Bereiche, die dir schon lange Zeit Sorgen machen oder in denen du dir oft wünschst, mehr Zeit zu haben. Das können auch ganz einfache Dinge sein, wie die zehn Bücher, die alle ungelesen in deinem Regal stehen, bis hin zu großen Themen wie die ehrliche Aussprache mit einem Elternteil. Egal ob großes Vorhaben oder kleine Liste, du wirst nach dieser Zeit eine deutliche Leichtigkeit in deinem Körper spüren, als ob man ein großes Gewicht von deinen Schultern genommen hätte.

Indem du den Monk Mode in deinem Porno Reboot machst, gehst du natürlich auch aus sexueller Sicht in die Meditation. Ganz einfach, indem du aus dieser Sicht mit deinem Körper nichts machst. Und mit nichts ist wirklich nichts gemeint. Keine Blicke auf Ärsche, keine Tagträume, selbst beim Pinkeln hältst du deinen Penis nur mit zwei Fingern. Das kann gerade im Porno Entzug besonders schwer sein. Umso besser ist es, dass du die innere Haltung des Monk Mode zu deinem Mantra machst. Diese Zeit ist dafür da, vollkommen „clean“ zu leben. Natürlich wird dein Fokus versuchen abzuschweifen und nach Stimulation suchen. Deine Aufgabe ist es, diesen Moment zu erkennen und wie beim Meditieren deinen Fokus wieder zurück zu dir zu holen. Mache auch aus allen körperlichen Signalen eine Meditation und widerstehe der Versuchung, deinem Verlangen nachzugeben. Der Monk Mode ist in diesem Bereich eine Achtsamkeitsübung und hilft dir, statt nur Pornos aus dem Weg zu gehen, die Signale deines Körpers zu deuten.

Der Monk Mode besteht aus drei Hauptbereichen, die ich in Selbstbeobachtung, Isolation und Optimierung einteile:

Selbstbeobachtung

Selbstbeobachtung ist der Blick in dein Inneres. Du wirst dir deiner schlechten Gewohnheiten, negativen Gedanken und Schwächen bewusst und kannst sie beobachten. Du erkennst dich ein Stück weit selbst. Indem du diese Schwächen und Gedanken erkennst, kannst du sie als einen Teil deiner selbst erkennen und akzeptieren, statt sie wie sonst zu verdrängen. Diese Schwächen zu akzeptieren, ist der erste Schritt sie zu verändern, statt sie mit einem falschen Ego zu überspielen. Statt einen brüchigen Elfenbeinturm aus vorgeschobenen Eigenschaften zu erbauen, schaust du zunächst auf das Fundament deines Gebäudes. Ein Selbstbild, das auf einem falschen Ego aufgebaut ist, hat kein tiefes Fundament. Es bröckelt so lange, bis es tatsächlich einstürzt und dich nicht mehr trägt. Bewusste Menschen haben die Fähigkeit, durch dieses Ego zu schauen und ihre Schwächen zu erkennen. Es äußert sich meistens nur durch ein Gefühl, dass mit dir dann „irgendwas nicht stimmt“. Ganz einfach, weil dein Verhalten nicht zu deiner Fassade passt und wirklich etwas nicht stimmt. Das kann so subtil sein, dass es nicht an einer bestimmten Sache festgemacht werden kann und trotzdem offensichtlich ist.

Indem du nicht auf deine Schwächen schaust, manifestieren sie sich in deinem Leben. Denn dein Unterbewusstes weiß sehr genau, dass sie da sind. Du versuchst nur, sie zu begraben. Es bringt jedoch nichts, deinen Garten verwuchern zu lassen und dir selbst einzureden, dass da kein Unkraut wächst. Das Unkraut ist trotzdem da. Und du weißt es. Je mehr du es ignorierst, umso stärker wird es. Umso mehr wird es zu der Kugel an deinem Bein, die dich in deinem Leben belastet. Wenn du hingegen deine Wahrheit sprichst, ehrlich auf dich schaust und dich gegenüber dir und anderen transparent zeigst, passiert das Gegenteil davon. Du zerstörst dein falsches Ego und lebst ehrlich. Was sich vorher gefährlich angefühlt hat, öffnet dich gegenüber der Verletzlichkeit anderer Menschen. Echte Intimität und Verbindung entsteht, da du deinem Gegenüber ermöglichst, sich zu zeigen, indem du dich zeigst. Deine kleine Welt wird durch diese Erlebnisse groß. Wenn du harmonisch mit deiner Wahrheit lebst, brauchst du keine Energie mehr für deine Fassade verschwenden, um sie aufrecht zu halten. Mit dieser Entscheidung ist die Realität auf deiner Seite und du wirst unantastbar für Angriffe um dich. Wer deine Wahrheit gegen dich nutzen will, wird an deiner Bewusstheit scheitern. Wer ehrlich lebt, bietet Gegnern keine Angriffsfläche und bleibt stabil. Wenn du ehrlich mit dir bist, findest du die Bereiche, in denen du arbeiten willst von ganz alleine, deine Schwächen werden dir klar und du kannst gezielte Schritte unternehmen, genauer hin zu schauen. Das ist das Ziel deiner Selbstbeobachtung.

Isolation

Einflüsse von außen manipulieren deine Sicht auf die Welt und auf dich. Wenn du viel Zeit damit verschwendest, die Nachrichten, BILD Zeitung oder sonstige sensationsgeilen Medien zu lesen, ist deine Weltsicht sicher dadurch gefärbt. Genau so sind soziale Medien und andere Kanäle dazu da, deine Aufmerksamkeit aufrecht zu halten und dich in eine andere Wahrnehmung zu manipulieren. Zuerst installiert man dir ein Problem und danach verkauft man dir die Lösung. Die Folge davon ist, dass dein eigentlicher Fokus unter ständigem Einfluss von außen steht. Dein Denken ist benebelt und deine Ziele verschwommen. Je mehr du in diesen Tumult einsteigst, umso weniger erinnerst du dich an deine eigentlichen Ziele. Alles um dich herum sieht wie eine gute Option für deine Zukunft aus. Statt ein scharfer Laserstrahl wird deine Konzentration in alle möglichen Richtungen zerlegt und aus ihm wird der Lichtkegel einer Taschenlampe mit schwachen Batterien. Um deine Wünsche und Ziele zu identifizieren, musst du sie im Nebel erst wieder finden. Das ist schwer, denn du in der Flut an Optionen und Angeboten schwimmst. Dein Gehirn hat nur eine bestimmte Kapazität zum Verarbeiten von Informationen und die Informationen um dich sind definitiv zu viele. Dadurch filtert dein Gehirn bereits vor, noch bevor du dir einer Situation ganz bewusst wirst. Wahrscheinlich kommen jedoch nur die lautesten Informationen zu dir durch, nicht die dir wichtigsten. Diese Flut musst du im Monk Mode abschalten, um mit der Zeit deine eigene Stimme wieder zu hören. Ohne Einflüsse von Medien, Meinungen oder Marketing von außen öffnest du dir in Isolation den Raum für deine eigenen Gedanken. Ohne das Rauschen um dich werden die Nuancen deiner inneren Stimme deutlicher hörbar und du kannst die Erkenntnisse in die Person übersetzen, die du wirklich sein willst. In Kombination mit der Selbstbeobachtung ermöglicht die Isolation von Einflüssen im Außen diejenigen Dinge zu erkennen, die wirklich wichtig in deinem Leben sind. Sie sind die Dinge, die auf echtes Glück und Erfüllung hinweisen. Dann liegt es nur noch in deiner Verantwortung, diese Erkenntnisse in die Wirklichkeit umzusetzen. Es liegt in deiner persönlichen Verantwortung, dich glücklich zu machen. Niemand anderes kann das für dich tun. Zwar können Meinungen oder Hilfe von außen zusätzlich hilfreich sein, jedoch nicht als Wertung von richtigen oder falschen Zielen, sondern als Unterstützung auf deinem Weg. Mache dich daher frei von Glaubenssätzen und Überzeugungen in deinem Umfeld, auch wenn sie nach deiner Isolation wieder auf dich einprasseln. Du hast in der Isolation Klarheit gefunden und es liegt an dir, an deiner Wahrheit fest zu halten, statt sie von außen wieder verwässern zu lassen. Dies ist die Grundlage, mit der du deinen Willen in die Tat umsetzen kannst. Wo andere in Theorien schwelgen, kannst du gezielt aktiv werden.

Optimierung

Purpose is mastery of interest.

Wenn Grundbedürfnisse, Sicherheit und sozialen Bedürfnisse abgedeckt sind, strebt der Mensch nach dem höchsten Bedürfnis der Selbstverwirklichung. Das ist die Spitze der Bedürfnispyramide von Abraham Maslow, einem US-amerikanischen Psychologen, der die menschlichen Bedürfnisse in der Hierarchie einer unterteilten Pyramide dargestellt hat. Selbstverwirklichung ist das Streben nach dem Ausüben und Optimieren der Aktivitäten, die unserem Leben einen Sinn geben. Sie ist die Entfaltung deiner Persönlichkeit durch das Ausüben deiner Talente und Fähigkeiten. Nun da du in der Selbstbeobachtung und Isolation deine Träume und Ziele wieder entdeckt hast, ist es an der Zeit, diese aktiv anzugehen. Es geht nicht darum, ab Minute Eins perfekt zu sein, sondern den Weg der Meisterschaft zu gehen. Es geht darum, Zeit und Energie für etwas zu investieren, das dich glücklich macht. Deine Bestimmung erfährst du nicht in einem gottgegebenen Moment, in dem die Erleuchtung vom Himmel fällt. Sie entsteht durch die Meisterschaft deiner Interessen. Deinen Interessen zu folgen und sie zu meistern ist der Stoff, aus dem sich im Prozess der Sinn deines Lebens entwickelt. Auf dem Weg der Meisterschaft geht es auch darum, die Flexibilität zu entwickeln, die dir ermöglicht, Rückschläge weg zu stecken und neue Wege für deine Ziele zu finden. Wenn eines deiner Ziele ist, fit und gesund bis ins hohe Alter zu leben, kann dieses Ziel durch viele Wege erreicht werden. Du kannst anfangen zu joggen, Gewichte heben, wandern und Bergsteigen oder dich einfach gesünder ernähren, ab und an fasten und auch sonst von schädlichen Lebensmitteln fern bleiben. Für ein gutes und langfristiges Ziel gibt es viele Wege, es zu erreichen. Es liegt an dir, den richtigen für dich zu finden. Dabei ist es egal, wann oder in welchen Umständen du anfängst. Flexibilität heißt handeln mit dem, was du zur Verfügung hast. Der Weg zu einhundert Liegestützen fängt mit der ersten an.

Wenn du zu deinem höchsten Potential leben willst, musst du auch lernen, deine sozialen Fähigkeiten zu üben. Sozialisiere dich in deiner gewünschten Umgebung, umgib dich mit Menschen, die deine Werte teilen und die gleichen Interessen verfolgen. Nutze die Zeit mit ihnen, für dich nützliche Eigenschaften zu beobachten und gemeinsam zu lernen. Es geht nicht darum, sie zu analysieren, sondern die Zeit gemeinsam zu nutzen und für dich wünschenswerte Eigenschaften und Verhaltensweisen zu modellieren. Diese Fähigkeiten sind die Voraussetzung, dich immer weiter wachsen zu lassen und Schritt für Schritt Selbstverwirklichung zu erfahren. Dadurch gehst du neue Wege und lebst ein Leben mit deinen Werten. Du wirst deinem Leben die Tiefe geben, die Menschen auf dem Totenbett sich oft wünschen erlebt zu haben. Lasse keine Chance aus, vor deinem Tod jede erdenkliche menschliche Erfahrung zu machen. Geh deinen Weg und werde zur höchsten Version deiner selbst. In drei Jahren wirst du dir wünschen, heute damit angefangen zu haben. Fange heute an!

Phoenix aus der Asche

Wenn du nach einiger Zeit der Selbstbeobachtung, Isolation und Optimierung deine gewünschten Lebensbereiche in Balance hast, entwickelt sich ein neues Gefühl von Ruhe und Sicherheit in dir. Du verlässt fast automatisch den Monk Mode, der in einem fließenden Übergang in ein gesünderes Leben führt. Dein neuer Selbstrespekt und deine definierten Wünsche und Ziele werden dir eine neue Einstellung gegenüber dem Wert deiner verfügbaren Zeit hinterlassen. Du wirst einen Sinn dafür haben, welche Aktivitäten gesund für deine Weiterentwicklung sind und welche Aktivitäten Ablenkungen sind, in die du keine Zeit mehr investieren wirst. Dein Kalender wird dann voller Dinge sein, die dir wichtig sind, sodass kein Platz mehr für sinnlose oder ungesunde Aktivitäten und Menschen bleibt. Statt passiv auf neue Lebensumstände zu warten, wirst du aktiv an deinen Zielen arbeiten und geradeaus in die Richtung ihrer Erreichung gehen. Stolpersteine und Herausforderungen auf dem Weg wirst du als Durchgangsstationen zu deinem Erfolg sehen und an ihnen weiter wachsen. Das erreichen deiner Ziele und dein Fokus auf Wachstum werden dir ein Gespür von Meisterschaft auf dem Weg geben, das dich immun gegen unwichtige Ablenkungen oder negative Stimmen von außen macht. Du wirst trotzdem ein normales Leben führen, Spaß haben und Freunde treffen, mit denen du es genießt, Zeit zu verbringen. Auch diese Aktivitäten werden ein wichtiger Punkt deiner Agenda sein, die ein ausgeglichenes Leben zum Ziel hat. Die Menschen in deiner Umgebung werden durch deinen neuen Sinn für Richtung und Ziel deines Lebens überrascht und aktiviert sein. Wie Phoenix aus der Asche wird deine Veränderung deutlich für jeden sein. Dein Leben wird porno.

Raus mit dir

Wenn du jetzt denkst, „aber ob das wirklich etwas bringt“, bist du in deinen Möglichkeiten noch in deinen alten Glaubenssystemen limitiert. Pornos mögen dich im Kontakt mit realen Menschen unsicher gemacht haben. Dein Blick mag lange Zeit nach innen gerichtet gewesen sein. Und wahrscheinlich warst und bist du im Kontakt mit anderen Menschen unsicher über deine eigene Wirkung. Diese Unsicherheit kommt aus dem internen Film über dich selbst. Es ist eine Art Scham von der du glaubst, sie sei für andere Menschen außerhalb sichtbar, weil du deine inneren Gefühle über dich selbst so stark vor Augen hast, dass du überall Hinweise für ihre Bestätigung findest. Wenn du glaubst, dass alle anderen um dich „völlig normal, selbstbewusst und sozial“ sind, während deine Fehler und Flausen für jeden sichtbar sind, bist du in deiner egozentrischen Geschichte gefangen. In Wirklichkeit sieht kein Mensch was genau in dir vor geht und gleichzeitig hat fast jeder Mensch die gleiche Angst in seinem Innenleben so transparent für die Außenwelt zu sein. Diese Endlosschleife ist deshalb so giftig, weil du dir damit immer wieder einredest, dass du so wie du bist nicht okay bist. Alle anderen sind gut, du bist schlecht. Diese Sorge ist der größte Missbrauch deiner Fantasie und du musst raus aus deiner Geschichte, um diese Sorge zu lösen. Nach draußen gehen hat deshalb zwei Richtungen, die sich gegenseitig bedingen: raus aus dem Haus, raus aus dem Kopf.

Raus aus dem Haus ist leicht. Du kennst die Momente in denen du die komfortable Langeweile zu Hause der Welt da draußen vorziehst. Früher hattest du ja dort auch einiges zu tun. Immerhin sind mit Pornos einige Stunden am Abend drauf gegangen. Pornos hast du jetzt nicht mehr und bevor du wieder damit anfängst, solltest du dich vor die Haustür begeben. Dabei passiert etwas wunderbares. Zum einen inspiriert dich die Situation, draußen zu sein. Alleine der Akt den Arsch hoch zu bekommen und raus zu gehen motiviert dich, etwas zu tun. Dich in der Öffentlichkeit aufzuhalten, ein Buch draußen, in einem Café oder an der Luft zu lesen, öffnet dich. Alleine auszugehen kann eine Sache sein, die dir vorerst unmöglich erscheint. Die Angst, dass andere dich sofort als eine einsame Person erkennen, paralysiert dich. Letztendlich macht genau das dich zu einer einsamen Person. Erhöhe daher deine Chancen, neue Leute kennen zu lernen, und geh alleine aus, gönne dir ein feines Abenddinner oder geh in einen Kinofilm. Mit dieser Art der Selbstliebe bezeugst du dir die Wichtigkeit deiner eigenen Bedürfnisse. Dadurch, dass du Dinge nicht wegen anderen sondern für dich tust, sorgst dich gut um die einzig wichtige Person in deinem Leben: Du selbst. Auf diese Weise beweist du dir, dass du es dir wert bist und steigerst deinen Selbstrespekt, kommst dadurch in den Kontakt mit anderen Menschen und schaffst einen Sozialabgleich. So entsteht eine gesunde Identität. Du wirst Selbstabhängig.

Wenn du selbstabhängig bist, übernimmst du die volle Verantwortung für dein Leben. Du erkennst, dass du Abhängigkeiten und Bedürfnisse hast, die du alleine nicht stillen kannst, machst jedoch niemand anderen als dich selbst für ihre Erfüllung verantwortlich. Selbstabhängigkeit heißt nicht unfehlbar sein, sondern in jedem Moment das Steuer deines Lebens in die Hand zu nehmen. Selbstabhängigkeit in neuen Situationen bedingt, dass du in unangenehmen Momenten nicht in Selbstmitleid versinkst, dich schlecht fühlst und auf die Hilfe von anderen wartest, sondern es dir zur Aufgabe machst, mit dir und mit anderen in Kontakt zu kommen. Mache es dir daher auch zur Gewohnheit, alle möglichen Leute anzusprechen. Rede mit jedem, finde überall einen Grund für ein kurzes Gespräch, sprich Leute an, bei denen dir etwas interessantes auffällt. Es kommt dabei nicht darauf an, was du sagst, sondern dass du etwas sagst. Wenn du das nur zwei oder drei mal gemacht hast, bist du plötzlich offen für Kontakt und dir fällt es immer leichter, mit noch mehr Menschen völlig locker und flexibel ins Gespräch zu kommen. Dieser Kontakt wird dich mit neuer Energie auftanken und es fühlt sich wunderbar an, mit dieser neuen Energie immer mehr gute Dinge in dein Leben zu ziehen. Die Frage nach dem „wie“ du deine Ziele und Erkenntnisse auf die Straße bringst, erübrigt sich dann von selbst: Im Kontakt mit dir und der Welt, raus aus dem Haus, raus aus dem Kopf.

KAPITEL 15

DER DOPE MODE

Wenn du die vergangenen Jahre eigenbrötlerisch und introvertiert ein erfolgreiches aber geheimes Leben unter dem Radar geführt hast, wird es Zeit, aus dem Ei zu schlüpfen. Du hast wahrscheinlich eine ganze Weile nach den Regeln gespielt. Hast fleißig studiert, einen Beruf erlernt, dich weiter gebildet und brav deinen Job gemacht. Du hast faktisch alles richtig gemacht: gute Noten, guter Abschluss, gute Arbeit, gutes Geld. Und trotzdem hast du nicht das, was du wirklich dadurch erreichen wolltest. Den Sinn für Respekt, Anerkennung und Liebe, die du vorher noch mit guten Noten und guter Arbeit erreichen wolltest, will sich irgendwie nicht in deinem Leben einstellen. Früher dachtest du vielleicht, die guten Noten im Zeugnis wären sexy für Mädchen, heute siehst du die Rebellen von damals mit den ganzen Frauen. Irgendwas hast du nicht kapiert. Statt die Erlebnisse des Lebens wirklich zu erfahren, hast du versucht, die Welt mit deiner Intelligenz zu lösen. Statt in Kontakt mit Frauen zu kommen, hast du versucht, sie mit deinem Kopf zu ficken. Das hat nicht funktioniert und wahrscheinlich waren Pornos damals der einfachere Weg. Nun hast du ein Problem und es ist ein Paradox. Denn obwohl du weißt, dass das, was du tust, früher schon nicht funktioniert hat, wendest du die gleichen Mittel immer und immer wieder an. Nur um heraus zu finden, dass sie ein Mal mehr nicht funktioniert haben. Vergangenes Verhalten ist die beste Vorhersage für zukünftiges Verhalten. Wir alle gehen die meiste Zeit des Lebens auf Autopilot durch die Welt. Wir tun die gleichen Dinge immer und immer wieder. So handelt der Großteil der Menschheit.

Nun bist du hier gelandet, weil du aus dem Tiefschlaf in den Dope Modus wechseln möchtest. Du willst endlich das porno Leben und es ist Zeit, Neues zu tun. Wo anfangen? Zuerst musst du Inventur darüber führen, was du in deinem bisherigen Leben alles vermieden hast. Welche Vorstellungen hast du in deiner Fantasie von Lebensbereichen wie Karriere, Finanzen, persönliches Wachstum, Gesundheit & Fitness, Familie, Beziehungen & Liebe, Sex? Diese sind nur einige von vielen möglichen Bereichen, auf die du dein aktuelles Leben auf den Prüfstand stellen kannst. Schreibe dir dazu eine Liste. Die ersten Punkte dieser Liste werden wahrscheinlich Dinge sein, die schon ewig in deinem Kopf kreisen und du dir schon jahrelang vornimmst, etwas zu unternehmen. Vielleicht willst du schon seit Jahren fit werden und planst, regelmäßig zum Sport zu gehen. Die Mitgliedschaft bezahlst du jeden Monat aber irgendwie hast du einfach keine Zeit. Vielleicht willst du aber auch schon ewig deine Wohnung wechseln, hast es jedoch nie richtig in Angriff genommen. Das alles sind Ideen, die immer wieder durch deinen Verstand kreisen und dich vielleicht sogar nachts wecken, nur damit du etwas darüber nachdenkst.

Um aus diesen Fantasien Realität werden zu lassen, musst du dir zwei Fragen stellen. Die erste Frage ist: „Wer will das?". Ist das wirklich dein Wunsch? Wie willst du eine größere Wohnung nutzen? Wo macht sie deine Lebensqualität besser? Brauchst du die große Wohnung oder bist du mit deiner jetzigen eigentlich zufrieden? Das sind wichtige Fragen, denn es kann sein, dass du Dinge möchtest, die du im Grunde für dein Glück gar nicht brauchst. Die zweite Frage ist dann „Wie genau soll es sein?". Zu oft haben wir lose Vorstellungen in unserem Kopf, die wir in der Außenwelt gar nicht finden können. Wenn du dir denkst, „Ich will eine heiße Freundin" ist das sehr wahrscheinlich zu wenig Detail. Denn heiße Frauen, die nicht zu dir passen, findest du überall. Je genauer du das beschreibst, was du wirklich willst, umso mehr ermöglichst du dir die Chance, es auch zu finden. Wenn du dir ein neues Smartphone kaufst, hast du eine Vorstellung vom Hersteller, der Displaygröße und vom Modell und seinen Features. Daher kannst du dich sehr gezielt auf die Suche begeben und dich mehr um den Preis als um die Bestandteile kümmern. Was willst du angehen? Welchen Preis bist du bereit zu bezahlen?

Bringe die Dinge ins Laufen: Bilde Momentum

Um die Dinge in deinem Leben ins Laufen zu bekommen, brauchst du Momentum. Momentum ist grob gesagt der Schwung, den du hast, wenn du in eine Richtung gehst und die Dinge auf dem Weg anstößt. Je mehr Momentum ein Körper hat, umso stärker ist seine Wucht, wenn er auf Hindernisse stößt. Das gilt jedoch nicht nur für Hindernisse auf dem Weg sondern auch für Hürden, die du für deine Ziele in Kauf nimmst. Um das zu bekommen, was du willst, musst du auf dem Weg auf das vorbereitet sein, was dich davon abhalten kann. Statt auf den richtigen Moment zu warten und dann los zu gehen, musst du Gas geben und die Dinge proaktiv angehen. So hast du bereits viel mehr Energie, wenn deine Ziele in Reichweite sind und musst nicht erst den Zug ins Laufen bringen, wodurch du an der Hürde hängen bleibst. Es geht beim Momentum darum, Handlungen, Einstellungen und Umstände zu schaffen, noch bevor du sie in deinem Leben wirklich brauchst. Auf diese Art hast du in schwierigen Situationen bereits das Werkzeug dabei und musst Lösungen nicht erst neu finden. Wenn du zum Beispiel eine neue Wohnung möchtest, suche nicht ewig nach der perfekten Wohnung, sondern begib dich in den Prozess, schreibe Inserate proaktiv an und schaue dir die Wohnungen an, auch wenn sie nicht 100% deiner Vorstellung entsprechen. Dann bist du mitten im Prozess und wirst auf dem Weg die Erfahrung sammeln, die wichtig ist, eine gute von einer schlechten Wohnung zu unterscheiden. Du wirst so einen Blick für Details haben und eine immer klarere Vorstellung davon haben, was deine perfekte Wohnung haben muss. Wenn du dann in ihr stehst, wirst du alle Kriterien haben, um dich für sie entscheiden zu können. Statt passiv diejenige zu nehmen, die du eben bekommen kannst, erhältst du durch die aktive Wahl das Gefühl von Eigenmacht und Kontrolle über deine Wünsche.

Genau so verhält es sich mit der Partnerwahl. Zu warten, bis dir deine Traumfrau über den Weg läuft, hat zwei Nachteile. Erstens, fehlt dir dann jegliche Erfahrung, um sie von deinen Qualitäten zu überzeugen, vielleicht sogar zu sprechen, wenn sie dann vor dir steht. Dann magst du vielleicht der perfekte Partner für sie sein und das auch innerlich wissen. Es bringt dir jedoch nichts, wenn du dann im Gespräch mit ihr eine nervöse Kernschmelze erlebst und den Eindruck von linguistischer Schizophrenie bei ihr hinterlässt. Wie sollst du das nötige Selbstbewusstsein im Gespräch mit deiner Traumfrau ausstrahlen, wenn du nicht vor irgendeinem weiblichen Wesen einen geraden Satz heraus bekommst? Mit deinen Qualitäten überzeugen zu können bedingt viel Sicherheit und Selbstbewusstsein im Voraus. Beide entstehen durch Üben und dauerhaftes Wiederholen. Dadurch wird dein persönlicher Pitch immer besser und dein Vertrauen wird tief in dir ruhen, was dir die nötige Ausstrahlung verleiht. Zweitens, erfährst du erst wirklich durch mehrere Anläufe mit Frauen, die nicht deine Traumfrau sind, was du wirklich an einer Frau schätzt. Ohne diese Erfahrung wird deine Vorstellung von einer Traumfrau immer wieder auf die gängigen Stereotypen der Magazincover zurück fallen. Du wirst Frauen dann in ein Schema einordnen, das deinen Vorlieben aus Pornos und nicht deinen eigentlichen Bedürfnissen entspricht. Das heißt nicht, dass deine Traumfrau nicht gutaussehend sein soll, ganz im Gegenteil. Es geht darum, dass das Aussehen alleine kein Anzeichen für den Charakter ist, der deinen persönlichen Bedürfnissen und Vorlieben entspricht. Eine Frau nach den äußeren Kriterien zu bewerten mag der Einstieg für das Interesse am Kennenlernen sein, jedoch sagt die äußere Hülle alleine nichts über die inneren Werte eines Partners aus. Wenn es dir nicht nur um Sex und Status geht, sondern du eine Frau suchst, mit der du Lebenszeit teilen willst, musst du vor allem wissen, was du brauchst. Da können gutes Aussehen genauso wie Witz, Freundlichkeit und ein gesunder Charakter die Auswahlkriterien sein. Um diese Kriterien jedoch zu kennen, brauchst du die Referenz dafür. Woher weißt du, dass deine Traumfrau Humor haben sollte? Wahrscheinlich eher, wenn deine vorherigen Dates frustrierte und depressive Furien waren. Warum sollte deine Traumfrau ihre eigene Karriere machen? Wahrscheinlich, weil frühere Dates unselbständig und auf der

Suche nach einem Versorger waren. Ohne diese Erkenntnisse bleibt deine Partnerwahl eine Wundertüte.

Egal ob Wohnung, Partnerwahl oder jeder andere Lebensbereich, den du verbessern möchtest: Wichtig ist, dass du Erfahrung auf dem Weg sammelst um immer besser zu werden, die Kriterien für gute Entscheidungen zu kennen. Der Schlüssel dazu ist Momentum - in Bewegung sein um im richtigen Moment zuschlagen zu können. Dieses Momentum gibt dir Lebenserfahrung und lässt dich außerhalb der Komfortzone wachsen. Momentum ist der Amboss auf dem Gaspedal deines Lebens. Mit Momentum sammelst du das Wissen auf dem Weg, das dich erkennen lässt, was du wirklich willst. Es lässt den Film deiner Selbsterkenntnis im Schnellmodus durchlaufen. So machst du auch schneller Fehler und schlechte Erfahrungen. Die sind noch viel mehr Wert, denn sie führen dich zu deinem persönlichen Wachstum und lassen dich lernen. Gute Entscheidungen sind das Resultat von Erfahrung. Erfahrung bekommst du durch das Lernen aus Fehlern. Fehler entstehen durch schlechte Entscheidungen. Entscheide dich dazu, gefährlich zu leben. Wie kannst du am besten damit anfangen? Du musst es einfach tun.

Du musst es einfach tun

Du bist nicht, was du denkst zu tun.
Du bist nicht, was du sagst, das du tun willst.
Du bist, was du tust.

A coward dies a thousand deaths.

Hast du manchmal Fantasien von deiner erfolgreichen Zukunft? Denkst du daran, wie du mit einer genialen Idee die Welt rettest, mit einem Geschäft Millionen verdienst und mit deinem Ferrari die Frauen abschleppst? Wir alle haben Fantasien von der größten Version unserer selbst. Es ist, als würde unser Unbewusstes anklopfen und ein paar schöne Filme erzeugen, die uns unsere unendlichen Möglichkeiten in der Welt vorspielen. Der Gedanke ist schön und die Vorstellung macht uns gute Gefühle. Ein Teil in dir weiß, dass du in dieser Welt vieles erreichen kannst und produziert die Glücksgefühle schonmal vorab. Nur, wenn es dabei bleibt, wenn du anderen voller Begeisterung von deinen Zielen erzählst und nur in den Emotionen badest, statt etwas zu unternehmen, hast du ein mal mehr einsam auf deine Fantasien gewichst.

Wenn du schon jahrelang von dieser einen großen Idee schwärmst, hast du wahrscheinlich die Anerkennung deiner Gesprächspartner mehr genossen als die Aufregung, wirklich zu handeln. Es ist leichter, sich den Erfolg danach zu visualisieren, als alle Herausforderungen davor. Das ist der Grund, warum du möglicherweise nichts von dem erreichst. Die Anerkennung deiner Freunde gibt deinem Gehirn bereits das Gefühl, es erreicht zu haben. Dein Gehirn unterscheidet nicht zwischen dem, was du wirklich erlebst und dem, was du dir lebhaft vorstellst. Für dein Gehirn ist es einfacher, den Erfolg zu feiern als die Strapazen zu visualisieren. Warum also dann den schwierigen Teil anfangen? Das Problem beim Wichsen auf Ideen ist das gleiche Problem wie beim Wichsen auf Pornos. Sie finden beide im

Kopf statt und nichts davon hast du wirklich erlebt. Je mehr du auf deine Ideen und Wünsche wichst, umso unwahrscheinlicher ist es, dass du etwas unternimmst, sie wirklich zu erreichen. Du spielst deinem Gehirn einen Streich und genießt die guten Gefühle, die dich den Schmerz das Handelns umgehen lassen. Zudem erreichst du durch dein Nachdenken nur die Illusion deines Erfolgs und belohnst dich selbst mit etwas, das du nicht erreicht hast. Wenn du nach den hoch fliegenden Fantasien wieder auf dem Boden der Tatsachen landest, fühlst du dich umso mehr wie nach einer Bauchlandung. Je mehr diese Ideen in deinem Kopf stattfinden, umso mehr entwickelt sich dadurch die Endlosschleife, die sich ständig erweitert. Auf die eine gute Idee folgt immer noch eine bessere. Der Gedanke verändert sich ständig und bleibt so für dich nicht greifbar. Die echten Erfahrungen ziehen an dir vorbei. Diese Struktur gilt nicht nur für Ideen oder Geschäfte, sie gilt für fast alle Lebensbereiche, in denen du alles weißt, aber nichts davon tust. Das Problem dabei ist, dass du dich wahrscheinlich nicht Selbstbewusst genug fühlst, die Dinge wirklich zu tun. Du hast einen Sinn dafür, dass dir ein Stück Selbstvertrauen fehlt, um die Dinge unter Kontrolle zu haben. Also glaubst du, zunächst an deinem Selbstvertrauen arbeiten zu müssen, bevor du den großen Schritt wagst. Und tust es dann doch nicht. Der Fehler ist der Glaube, dass wir uns erst danach fühlen müssen, eine Sache wirklich angehen zu können. Und sie dann im Anschluss nie tun, weil wir uns nie danach gefühlt haben. „Hätte ich endlich das nötige Selbstvertrauen, würde ich das sofort machen!" „Hätte, würde, könnte" zeigen, dass du eine Bedingung für dein Handeln von einem Umstand abhängig machst, an dessen Eintreten du selbst nicht glaubst. Mit anderen Worten: Du lügst dich selbst an.

Selbstvertrauen ist in der Wirklichkeit fundiert. Du kannst dein Selbstvertrauen nur entwickeln, indem du Dinge im realen Leben tust. Dir vorzustellen wie du Herausforderungen schaffst, kann bis zu einem Grad gut für dich sein. Wenn es jedoch nur beim Gefühl und der Einsicht, statt der Handlung bleibt, ist das nichts anderes als Gehirnwichsen. Du kannst unzählige Bücher über das Fliegen lesen, dich über jedes Flugzeug informieren und in Gedanken Start und Landung durchgehen. Dadurch stellst du dir vor, dich passiv auf etwas vorzubereiten, dass du später aktiv tun willst. Kannst du deshalb fliegen? Selbstvertrauen ist das Resultat von Selbstbewusstsein. Und Selbstbewusstsein das Resultat von Mut. Denn erst wenn du ein mal den Mut für den ersten echten Flug bewiesen hast, entwickelst du das Selbstbewusstsein in deine Fähigkeiten und das Vertrauen für die kommenden Starts. Ohne den Mut als Wegbereiter deiner Erfolge, kannst du dieses Selbstvertrauen nicht aufbauen. Selbstvertrauen kann also geübt werden, indem du trotz deiner Angst auf Dinge und Situationen zugehst, in denen du Selbstvertrauen haben möchtest. Ohne den initialen Mut ist das nicht möglich, denn du wirst dich nie selbstbewusst genug fühlen eine Sache zu tun, die dir Angst macht. Alleine, dass dir diese Sache Angst macht, ist Beweis dafür, dass du nicht selbstbewusst genug bist. Erkennst du die Dauerschleife dieser Aussage? Solange du glaubst, dich erst selbstbewusst fühlen zu müssen um etwas tun zu können, wirst du eine Sache, die dir Angst macht, nie tun.

Du musst eine Sache, die dir Angst macht tun, um dich danach selbstbewusst zu fühlen. Mit anderen Worten musst du die Dauerschleife in deinem Kopf unterbrechen und dich in eine neue oder ungewohnte Situation bringen, noch bevor du über die möglichen Schwierigkeiten innerhalb der Situation nachdenken kannst. Bevor du also über alle möglichen Antworten, Ablehnungen und unangenehmen Situationen zum Beispiel beim Ansprechen einer Frau nachdenken kannst, musst du die Millisekunde davor erkennen und sie ansprechen. Bevor du dich in Gedanken verlierst, muss dein Körper bereits im Erleben der Situation sein.

Es geht nicht darum, die Situation unter Kontrolle zu halten. Es geht darum, die Flexibilität zu entwickeln, Situationen, die außerhalb deiner Kontrolle sind, zu meistern.

Allen Schwitzehänden und ungewohnten Gefühlen zu trotz, kannst du Angst verwandeln, indem du dich in eine Situation begibst, die kein Zurück zulässt. In dieser Situation musst du handeln und es ist erstaunlich, wie flexibel du sein kannst, wenn du in der Lernzone deine Instinkte statt deinen Kopf nutzen musst. Wenn du aktiv gegen alte Ängste und Verhaltensmuster arbeitest, erweiterst du deine Komfortzone und wirst jedes mal ein Stück weit flexibler als davor. Du kannst dann ungewohnte Situationen zu einem Experiment machen, in dem du neues Verhalten testest und danach schaust, wie sich die Welt dadurch verändert hat. Dadurch erweiterst du deine Komfortzone und Dinge, die vorher außerhalb deiner Machbarkeit lagen, erscheinen dir irgendwann selbstverständlich. So erweiterst du den Radius deiner Handlungen und wirst entsprechend größere Dinge mit mehr Leichtigkeit anpacken und deine Welt immer größer machen. Ohne es zu bemerken, wird deine Selbstsicherheit und dein Selbstvertrauen mit wachsen und damit sich deine Ausstrahlung verbessern. Dann kommen Dinge auf dich zu und was vorher ein schwerer Weg bergauf war, kommt dir irgendwann wie ein Spaziergang bergab vor. Aus der Komfortzone zu kommen wird dann zu einer Gewohnheit und es wird dir mit der Zeit ganz natürlich vorkommen, die nächste Stufe zu erreichen. Dein persönliches Wachstum ist kein linearer Prozess. Der Anfang ist der schwierige Teil. Der erste Dominostein löst die Kettenreaktion aus. Das Gefühl von Selbstvertrauen folgt dann auf das Handeln.

Verlasse die Komfortzone

In deiner Komfortzone hast du wahrscheinlich schon viele Momente vermieden, in denen du aus deinem Schneckenhaus ins reale Leben hättest gehen können. Irgendetwas in dir flüstert, dass es da draußen gefährlich ist. Diese Gewohnheit wird zum Verhängnis, wenn du es auch vermieden hast, Beziehungen zu anderen Menschen aufzubauen. Vielleicht gibt es einen Teil, der sich für deine schiefen Verhaltensweisen schämt und Angst hat, entdeckt zu werden. Vielleicht hast du durch Pornos viel von deinem Selbstvertrauen verloren. Du hast Angst, dass man dir das ansieht und lehnst dich ab, noch bevor es andere tun. "Wenn ich mich selbst töte, kann mich keiner mehr umbringen". Das ist eine Art, wie sich viele Menschen schützen. Doch statt dein Leben zu verbessern, hält es dich in deinem Kopf gefangen. Darüber nachdenken bringt dir nichts, solange du im Außen nichts änderst. Denn Gedanken alleine bringen dich nirgends hin. Alle Selbsterkenntnis bringt nichts, wenn du nicht anschließend ins Tun übergehst. Statt im Kopf über dich nachzudenken, musst du Bewegung in die Emotionen bringen. Auf negative Gefühle musst du Aktionen folgen lassen. Auf jede neue Aktion folgt ein neues Gefühl und die Möglichkeit, dass sich mit ihm dein Denken über dich selbst verändert. Veränderung ist das Stichwort und gleichzeitig das Gegenteil von dem, was du in Gedanken immer wieder durchspielst. Veränderung ist für den Menschen immer gefährlich. Für unser Gehirn heißt es, den Tod zu wagen. Wir alle haben Angst vor Veränderung. Die meisten Menschen richten sich ihr Leben so ein, dass Veränderung nur dann passiert, wenn äußere Umstände sie dazu zwingen. Zu glauben, dass wir uns so einrichten können, dass Veränderung nicht stattfinden muss, ist ein großer Denkfehler. Das Leben selbst ist Veränderung und der Wunsch sie zu umgehen, blendet diese Gegebenheit aus. Bisher hat es keiner geschafft, den Tod zu vermeiden. Warum also in der Komfortzone auf ihn warten? Statt Veränderung nur passiv zu bewältigen, ist es besser sie aktiv anzugehen. So wirst du nicht von plötzlichen Umständen überrascht, sondern spielst nach deinen Regeln und veränderst dich selbst. Im Grunde genommen passiert nichts Neues. Nur, dass du Neues passieren lässt. Wenn du dieses Buch liest, passiert deine aktive Veränderung in diesem Moment. Das ist die perfekte Voraussetzung, um die entstehende Energie in deinem Körper zu nutzen, Neues zu probieren. Wenn du dich vor diesem Schritt noch zurück hältst, brauchst du ein System, das dir die Sache erleichtert.

Konfrontiere deine Angst

Sehr wahrscheinlich gibt es Dinge, die dir im Leben leicht fallen und andere, die unheimlich schwer für dich sind. Wo es dir vielleicht leicht fällt, eine fremde Person anzusprechen, kann das für einen anderen eine beängstigende Vorstellung sein. Wo ein anderer im Gegensatz dazu kein Problem damit hat, alleine ins Kino zu gehen, bekommst du schon beim Gedanken feuchte Hände. Wo die Angst ist, dort ist Wachstum. Um deine sozialen Ängste zu überwinden und die Komfortzone wachsen zu lassen, musst du in die Lernzone kommen. Das ist der Bereich, der außerhalb deiner Gewohnheiten liegt, jedoch noch so weit, dass er für dich machbar erscheint ohne in Panik auszubrechen.

Mache hierzu folgende Übung: Schreibe dir auf, wie die beste Version deiner Selbst wäre. Welchen Eigenschaften hat sie, wie ist sie im Umgag mit anderen Menschen, welche Dinge tut sie, welche Erlebnisse hat sie? Wenn du insgeheim wüsstest, was jemand erlebt haben muss, um so eine Person zu werden: Was wäre es? Schreibe dir so viele Ideen wie möglich auf, die du außerhalb deiner Komfortzone tun müsstest. Schreibe auch die Dinge auf, die außerhalb einer Reichweite und viel zu gefährlich im jetzigen Moment erscheinen. Im besten Fall hast du danach eine Liste von mindestens 20 Aktivitäten, die du auf dem Weg zur besten Version deiner selbst tun müsstest. Gehe die Liste durch und bewerte jeden dieser Punkte auf einer Richterskala von 0 (Easy - völlig leicht für mich) bis 10 (Panikzone - sehr weit außerhalb meiner Komfortzone). Fange dann in den kommenden Tagen und Wochen an, die Liste von 5 angefangen aufsteigend bis zur 10 abzuarbeiten. Erweitere mit jedem Schritt deine Komfortzone und gewöhne dich daran, Dinge zu tun, die dir vorher noch gefährlich vorkamen.

Die beste Art dies zu tun, ist Ziele zu formulieren, die Routinen werden können. Indem du deine Ängste in tägliche Gewohnheiten außerhalb deiner Komfortzone umwandelst, gibst du dir die Möglichkeit, konstant zu wachsen. Notiere dir deshalb genau, wovor du Angst hast und finde heraus, ob diese Angst bestehen bleibt, wenn du sie als Experiment angehst. Nun hast du Listen deiner Ängste notiert, die du in einer Art Eigentherapie in der Intensität aufsteigend konfrontieren wirst. Formuliere für die Punkte mit der höchsten Herausforderung (8-10 Punkte auf der Skala)

Ziele für dein Wachstum in diesem Gebiet, die klar, messbar und erreichbar sind. Wenn du zum Beispiel Angst hast, dich nackt zu zeigen, mache es dir zum Ziel, ein mal wöchentlich in die Sauna zu gehen. Wenn du Angst davor hast, Frauen anzusprechen, nimm dir vor, mindestens ein mal am Tag eine Frau nach dem Weg zu fragen. Nimm dir zu Beginn nur eine Sache vor und mache sie so lange, bis sich dein Gefühl verändert hat. Wo du am Anfang nicht ein mal an Sauna denken konntest, läufst du nach kurzer Zeit ohne Handtuch durch die Landschaft. Wo du früher alleine vor dem Blick einer Frau Angst hattest, genießt du jetzt den Moment, indem sie als erstes im Gespräch den Blickkontakt abbricht. Was dadurch passiert? Du bist nicht nur raus aus dem Haus, sondern plötzlich raus aus dem Kopf. Sobald dein Fokus nicht auf deine innere Gefühlswelt sondern auf die Welt da draußen gerichtet ist, nimmst du sie als viel lebendiger wahr, als du jemals in Erinnerung hattest. Mit der Erreichung dieser kleinen Ziele ermöglichst du dir neue, größere und ambitioniertere Ziele und das Selbstvertrauen, diese auch zu erreichen. Aus den einzelnen Etappen wird dann über die Zeit ein ganzer Lebensplan, der kurz, mittel- und langfristige Ziele absteckt. Ab diesem Punkt siehst du dann das Leben nicht mehr als etwas, das du ständig nach vorne schieben musst, sondern als Spielwiese der Möglichkeiten, die dich in die Zukunft zieht. Aber Vorsicht. Ziele erreichen ist gefährlich. Es könnte sein, dass du vor so viel Motivation durch deine Erfolge zu der Person wirst, die du immer sein wolltest. Nicht, dass ich dich nicht gewarnt hätte.

Finde deine Peer Group

Alle diese Ansätze der eigenen Verhaltens- und Angsttherapie haben soziale Ängste zur Basis. Sozialabgleich und das Erlebnis im Kontakt ist das Gegenteil von isoliertem Wichsen auf Pornos. Mit Pornos und Fantasien hast du dich wahrscheinlich von sozialen Kontakten Stück für Stück entfernt. Wenn du dir mehr Kontakt mit anderen wünschst und erkannt hast, dass dir Beziehungen zu Gleichgesinnten fehlen, gibt es keine andere Wahl: Du musst aktiv raus gehen und dich in soziale Situationen begeben. Soziale Situationen sind nicht das Problem per se. Es ist eher der Charakter der Situation, der entscheidend ist. Wenn du nicht auf laute Musik und Alkohol stehst, ist das einfach nicht dein soziales Umfeld. Vielleicht ist aber eine Kunstveranstaltung mit anschließenden lockeren Gesprächen genau das richtige. Es geht also weniger um die soziale Situation als viel mehr um deine Präferenzen, was die Personen und die Umstände betrifft. Diese Veranstaltungen sind dann nicht schlechter als andere, sie sind einfach nur mehr wie du.

Du kannst stundenlang über Computercode reden? Dann suche dir ein IT Meetup in deiner Nähe. Du hast einen Fetisch für Plüschtiere? Ab auf die Furry Convention. Fuck it, es geht um dich! Gleichgesinnte mit ähnlichen Vorlieben findest du in der ganzen Welt. Nur weil sie nicht nachts vor dem gleichen Club stehen, heißt das nicht, dass sie nicht wissen, sich zu organisieren. Auf Plattformen wie Meetup, Spontacts, Facebook Veranstaltungen und Co findest du Interessante und Interessierte zu Themen von Technik, IT, Programmierung bis Wandern, Briefmarken sammeln und Meditation. Alles Menschen, genau wie du.

Geh raus in die Welt. Verlasse deine Komfortzone. Mach dein Leben porno.

KAPITEL 16

DER RESET

Eingangs habe ich beschrieben, dass dein System einen Neustart braucht, um wieder normal funktionieren zu können. Der eine Neustart ist hierbei der körperliche, indem du dich so gut wie möglich für einen gewissen Zeitraum von jeder Art der künstlichen sexuellen Stimulation fern hältst, um deine Körperfunktionen, Hormone und zwanghaften Verhaltensweisen zu beobachten und in den Griff zu bekommen. Dieser Neustart ist sehr wichtig, wenn dein System über einen langen Zeitraum tief mit Pornos und Masturbation verstrickt war, denn so hast du sehr viel Kontakt zu deinen feinen Körpersignalen und zu sozialen Verbindungen verloren. Jetzt wo du lange genug von dieser Art der Stimulation weg warst, dir Zeit genommen hast in dich zu gehen, dein Leben zu optimieren und Neues zu entdecken, bist du auf dem besten Weg, ein orgastisches Leben zu führen. Orga was? Ja, orgastisch. Von Orgasmus.

Den Orgasmus definiere ich allgemein als Ausdruck eines Kontrollverlusts in den verschiedensten Lebensbereichen. Er ist ein Synonym für das Wachrütteln, Einstürzen, die Transformation und den Wiederaufbau, Elemente im

Veränderungsprozess des Lebens. Vordergründig steht natürlich der Orgasmus, den du beim Sex erleben möchtest. Aber auch in Beziehung, Freundschaft, Familie, Karriere steht er als Synonym für Zusammenbruch und Neuaufbau. In seiner Funktion als Kontrollverlust, hast du den Orgasmus wahrscheinlich noch nicht erlebt. Die folgenden Kapitel zeigen dir eine Sicht auf diesen Zustand.

KAPITEL 17

DER ORGASMUS DEINES LEBENS

Der menschliche Orgasmus war das Spezialgebiet des ungarischen Sexualtherapeuten László Németh, der in den Jahren von 1976 bis 2002 Menschen mit Sexualstörungen und sexuell abweichendem Verhalten behandelte. Sein Interesse am Orgasmus entsprang der Erkenntnis, wie sehr das orgastische Hirngeschehen mit der psychischen Gesundheit von Menschen einher geht. Seiner Ansicht nach bedient die Sexualität zwei unterschiedliche Aufgaben, nämlich die der Fortpflanzung und der Hirnhygiene. Hirnhygiene deshalb, weil László den Orgasmus als eine Art physiologisches Ereignis ansah, bei dem im Gehirn, ähnlich einem epileptischen Anfall, ein derartiges Chaos stattfindet, dass ein tiefer Reinigungsprozess und anschließender Ruhezustand in ihm stattfindet. Er verglich dieses Geschehen ähnlich der Reset-Taste beim Computer, durch die ein überlasteter Arbeitsspeicher und blockierte Rechenleistungen durch einen Kurzschluss von allen Konflikten und Rechenfehlern schlagartig befreit wird, um nach dem Neustart wieder normal funktionieren zu können.

Abspritzen und Orgasmus

Was du in Pornos über Sex, Ejakulation und deinen Orgasmus gelernt hast und zu wissen glaubst, ist mit einer sehr hohen Wahrscheinlichkeit von Grund auf falsch. Denn Pornos haben nur eine eingeschränkte Bandbreite an Sinneskanälen, die sie bei dir bedienen können. Durch die Limitierung auf visuelles und auditive Stimulation sind konstantes Stöhnen und das Abspritzen am „Höhepunkt“ die einzigen Nachweise für das, was wir an der Oberfläche den „Orgasmus“ nennen. Orgasmus und Ejakulation beim Mann sind jedoch nicht das gleiche und finden getrennt voneinander statt. Sexualität findet nicht nur am oder durch den Penis statt. Er ist lediglich das Organ zur Weitergabe deines Samen, was nichts mit dem eigentlichen Sex im Kopf zu tun hat. So ist es durch die richtigen Techniken durchaus möglich, einen Orgasmus zu erleben, ohne zu ejakulieren. Durch die trainierte Trennung der bisherigen Co-Abhängigkeit von Orgasmus und Ejakulation, können diese Prozesse getrennt voneinander stattfinden. Wichtiger als diese Information ist jedoch die Erkenntnis, dass der Orgasmus selbst ein Anfall im Gehirn ist, bei dem ein Zustand bis hin zur Bewusstlosigkeit erzeugt werden kann. Dieser Gehirnorgasmus ist ein natürlicher Bestandteil eines körperlichen Reinigungsprozesses, der für eine stabile menschliche Psyche sorgt. Wenn einer Person der Zugang zu dieser Art von Zuständen durch soziale Bindungen oder über Sexualität fehlt, entwickelt sie zwangsläufig Verhaltensweisen und sucht Abhilfe in Ersatzsystemen wie Drogen, Alkohol oder eben Masturbation. Der große Nachteil dieser Ersatzsysteme ist, dass sie eben nur Ersatzsysteme sind, die dich in den natürlichen Bedürfnissen nur teilbefriedigt zurück lassen. Durch die absteigende Befriedigung bei der Wiederholung musst du dann die Dosis des Suchtmittels steigern, um einen ähnlich hohen Grad der Befriedigung wie zuvor zu erreichen.

Warum Dein Gehirn den Orgasmus braucht

Wenn du über dein Gehirn nachdenkst, fällt dir auf, dass auch dieses Organ wie eine Rechenmaschine funktioniert. Zwar erscheint das zunächst sehr mechanisch, doch auch dein Gehirn hat Input, Verarbeitung und Output, wie eben ein Computer. So füllt dein Gehirn aus jedem Moment heraus Lücken deiner Wahrnehmung, reagiert spontan und flexibel auf die Umwelt, wechselt zwischen Aufgaben den Fokus, blendet Ungewünschtes aus und fügt alles Erleben zu einer zusammenhängenden Erzählung deiner persönlichen Geschichte zusammen. Im Biologieunterricht hast du bestimmt vom „Blinden Fleck" auf deiner Netzhaut gehört, an dem keine Sehnerven sind. Auch hier ist es dein Gehirn, das die Daten um den Fleck herum nutzt und alles auch trotz blindem Fleck lückenlos in ein Gesamtbild zusammen baut. Das alles macht dein Gehirn. Und weil es das konstant für dich macht, entstehen ganz natürlich Fehler, die sich anhäufen und zu Spannungen werden. Um deine Datenverarbeitung im Gehirn, wie beim Computer, von Zeit zu Zeit auf Null zu setzen und leistungsfähig zu bleiben, benötigt dein System einen vollständigen Neustart. Dein Gehirn muss „auf Null" gesetzt werden, um psychisch gesund zu sein. Durch einen Anfall wie den Orgasmus, werden Spannungen abgebaut und dein System bereinigt, um wieder „frisch" von vorne anfangen zu können. So, wie du ab und zu deinen Computer neu starten musst, wenn die Sanduhr läuft, ein Programm hängt oder das ganze System nur noch träge funktioniert. Mit dem Kurzschluss und

Neustart schaffst du es, dass alle offenen und unerledigten Rechenaufgaben gelöscht werden und Kapazitäten zur Datenverarbeitung wieder frei werden. Passiert das nicht, bleiben Spannungen dauerhaft in deinem System stecken. Die Spannungen in deinem System sind dir in der Kombination mit Masturbation und Pornografie sicher bekannt. Wenn du vor dem ins Bett gehen masturbierst, um besser schlafen zu können, dann nur, weil du eben diese Spannungen wie Stress, Anspannung, Angst, Nervosität etc. aus deinem Körper führst und dein Gehirn für das Einschlafen von diesen Zuständen teilweise befreist. Teilweise deshalb, weil das „Kommen“ durch Masturbation wirklich nur ein minimaler Teilaspekt eines vollen Orgasmus abdeckt. So sorgst du dafür, dass du die vordergründige Anspannung des Tages besser loslassen und dadurch entspannen kannst. Der Speicher an angesammelter Spannungen darunter ist wesentlich größer, und braucht den Reset in Form des Gehirnorgasmus, um wirklich entleert zu werden.

Der volle Orgasmus

Dabei kommt natürlich die Frage auf, was denn ein richtiger Orgasmus ist. Die Frage verstehen kann wirklich nur derjenige, der den vollen Orgasmus bereits erlebt hat und klar zwischen „Vorher“ und „Nachher“ unterscheiden kann. Die Intensität eines vollen Orgasmus entspricht der eines epileptischen Anfalls, bei dem sämtliche Gehirnaktivitäten und Wahrnehmungen für Millisekunden komplett erliegen und sogar in die Bewusstlosigkeit führen können. Nicht umsonst ist der Orgasmus auf französisch auch der „petit mort“ - der kleine Tod. So viel sei gesagt: wenn du einen Orgasmus bisher mit dem Gefühl der Ejakulation an deinem Penis in Verbindung gebracht hast, hast du ihn wirklich noch nicht erlebt. Warst du jedoch im sexuellen Nirvana, bist mit deinem Partner in Ekstase verschmolzen, hast beim Höhepunkt beinahe einen Herzinfarkt bekommen, eine Explosion aus deinem Schoß in den gesamten Körper erlebt und warst danach durch vollkommende Entspannung, spontane Muskelzuckungen und ein Gefühl von Einheit, Ruhe und Friede nicht mehr ansprechbar, hast du wahrscheinlich eine sehr gute Referenz für den vollen Reset im Gehirn.

Wenn du einen vollen Orgasmus noch nie erlebt hast, bist du nicht alleine. Und auch nicht unnormal. Deine Fähigkeit zum Orgasmus unterliegt vielen Einflüssen, von denen du dir eine Vielzahl nicht selbst aussuchen konntest. Was du durch gesellschaftliche Normen und Werte, durch deine Eltern und in deiner Erziehung in einer Leistungsgesellschaft generell gelernt hast, wirkt sich stark auf deine Fähigkeit des Loslassen und der Entspannung aus. Pornos vermitteln dir durchgehend, dass der Orgasmus ein Ziel ist, das erreicht werden muss, am besten bei der Frau zuerst, damit du dich als ganzer Mann fühlen kannst. Dieses Bild baut auf dem falschen Verständnis und der fehlenden Trennung von Orgasmus und Ejakulation in deinem Kopf auf und macht den Orgasmus zu einem Ziel, das erreicht werden muss, um objektiv „Leistung" erbracht zu haben. Pornos suggerieren dir den Orgasmus durch die Ejakulation, weil es der einzige sichtbare und nachvollziehbare Beweis für den „Höhepunkt" in einer Videoaufzeichnung ist. So entsteht schnell das Bild von viel Sperma = viel Spaß = viel Orgasmus. Subbewusst lernst du das Streben nach einem Ergebnis und weniger den Ritt auf der Welle. Mit der Zeit lernst du so auch beim Masturbieren, wie du möglichst schnell zum Abspritzen kommst. Ein sehr deutlicher Hinweis, warum du auch bei realem Sex viel zu schnell kommst. Du trainierst dich selbst darin, dein Geschäft schnell und effektiv zu erledigen. Stelle dir vor, die ganze Welt wäre immer nur auf den einen Höhepunkt aus. Jedes Lied wäre nur ein Refrain und jedes Fußballspiel ein Elfmeterschießen. Für den Aufbau, das Anbahnen des Hochgefühls und die Anspannung vor der Entladung wäre keine Zeit. Schade, oder?

Völlig vergessen wird dabei, dass der volle Orgasmus, wie ihn László Németh definierte, nicht produziert werden kann und sogar jede Art der Muskelspannung den freien Fluss des Orgasmus durch unser System sogar behindert. Schlechte Nachrichten für jeden, der Sex als eine Art Sport sieht, bei der man durch Leistung gewinnen kann. Das Gegenteil ist der Fall: Ein Orgasmus muss sich selbst einstellen wollen und unterliegt nur sehr wenig bewusster Kontrolle. Deine Fähigkeit zur vollkommenen Hingabe, nicht verdeckt von Scham, Schuld oder Angstgefühle ist ein sicherer Maßstab für deine Orgasmusfähigkeit. Wenn Studien zufolge Jungs und Mädchen in der Pubertät und Adoleszenz bis 30 Jahre und aufwärts mehr darüber besorgt sind wie sie beim Sex aussehen als ob der Sex gelingt, ist das ein Anzeichen für Anspannungen jeder Art und ein sicherer Wegbereiter für mechanischen Sex nach Drehbuch á la Porno. Die Besorgnis um das Aussehen kann viele Gesichter haben und kommt in den meisten Fällen vom eigenen Körperbild. Selbstzweifel kommen von Fragen über den Körper und das Aussehen, die Größe, Länge und Form deines Penis und Unsicherheiten über deine Ausdauer beim Sex. Allesamt Maßstäbe, die sich durch Pornos über viele Eindrücke, Szenen und Vergleiche in deinem Kopf manifestieren und zu unerreichbaren Idealen heranwachsen. Wenn du vor dem Sex mit einem Partner bereits an diesen Aspekten deiner

Identität zweifelst, werden diese sicher nicht nackt im Bett plötzlich von dir fallen, sondern im Gegenteil noch stärker zu tragen kommen. Ein System mit dieser Unsicherheit dem eigenen Körper gegenüber ist sicher keines, das gerne Sexualität in Fülle mit einem Partner lebt und ein schlechtes Aussehen beim epileptischen Orgasmus-Anfall riskiert. Wenn du trotz körperlicher Gesundheit oft unter Erektionsproblemen leidest, sind Leistungsdenken, Selbstzweifel und Scham ein Sicherer Hinweis auf mentale Einschränkungen deiner Fähigkeit zum Orgasmus, die nicht ein mal die ersten Meter zum Gipfel zulassen wollen. Nur wer im Einklang mit sich selbst ist und sich voll als sich selbst wohl fühlt, kann sich für den Moment selbst vergessen und vollkommen loslassen und den Orgasmus erst einladen.

Wegweiser zum Gipfel

Wegbereiter und Voraussetzung für den Orgasmus sind laut den Theorien von László sogenannte „Erlebniskonserven". Diese sind kleine Ausschnitte unseres Erlebens mit sexuellen Symbolen und Erlebnissen, die sich in unserem Gehirn so lange ansammeln, bis der Orgasmus wie eine Batterie vollständig geladen und bereit zur Entladung ist. In Lebensphasen mit vielen Neuerungen, Eindrücken und Unsicherheiten, sammeln wir besonders viele Erlebniskonserven, wenn diese zudem Komponenten von sexueller Aktivität wie Rhythmus, Gerüche, Gefühle und visuelle Eindrücke enthalten. Das ist der Grund, warum ich dir im Reboot und für ein glückliches Leben generell empfehle, viele neue und verschiedenartige Erlebnisse zu sammeln. In diesen Phasen der Veränderung drängt dein System dann besonders stark zu einem Reset im Kopf, um handlungsfähig zu bleiben. Einerseits macht dein Gehirn durch die neuen Eindrücke neue und unbekannte Rechenfehler, die in deinem System entstehen. Und gleichzeitig entstehen durch die neuartigen Erlebnisse starke Erlebniskonserven in gleichem Maße. Diese Erkenntnis erklärt auch, warum Pornos in Verbindung mit Masturbation dich zu einem bestimmten Lebensabschnitt stark geprägt haben. In der Pubertät und den Jahren zwischen dem 16. und 20. Lebensjahr besteht ein gesteigertes Verlangen nach dem Orgasmus, wenn sich durch innere Umstände wie hormonelle Veränderungen und der sexuelle Drang entwickeln, kombiniert mit äußeren Faktoren wie der steigende Leistungsanspruch und Erwartungshaltung in Schule und sozialem Umfeld stark verändern. Wenn du genau in diesen Jahren nicht das geeignete Umfeld oder die gesunden sozialen Kontakte und ein gesundes Selbstwertgefühl entwickelt hattest, war sehr wahrscheinlich Pornografie und Masturbation der einzige Weg, mit dem sexuellen Drang von innen zurecht zu kommen. Alle Statistiken zu Abhängigkeit von Sex und Pornos bestätigen diese Zahlen und Lebensjahre, in denen sich die Sucht nach Pornos und Masturbation auf ungesunder Art und Weise entwickelt und zu einem Bestandteil deiner Gewohnheiten wird.

Wenn deine Spannungen, Ärger, Frust und ähnliche Zustände nicht von Zeit zu Zeit über den Orgasmus aus deinem System abgeleitet werden, bleiben sie in dir. Der natürliche Drang, dich zu entladen ist jedoch fest in dir eingebaut. So erklärt sich impulsive Masturbation als ein Mittel, das Ersatzweise diese Spannungen erleichtert, ohne wirkliche Befriedigung zu leisten. Weil sich dennoch eine kleine Besserung einstellt, wird Masturbation ganz nebenbei zur Gewohnheit für viele, die keine besseren Wege für den Druckablass kennen. Wo Masturbation ein schlechter Ersatz für den Hirnorgasmus ist, sind Pornos ein schlechter

Ersatz für Erlebniskonserven, die sich nur im Kopf abspielen. Im Wechselspiel von Porno als Erlebniskonserve und Masturbation als Miniorgasmus entwickelt sich der Kreislauf, der dich unwillig für den Kontakt im Außen macht. Die kleine Welt, die um diese Protagonisten entsteht, ist ein Erlebniszyklus auf Sparflamme, der zunächst als vollständig erscheint, jedoch in seiner Auf- und Entladung nie wirklich vollständig befriedigend ist. Trotzdem funktioniert der Kreislauf so lange an der emotionalen Oberfläche, dass du dich von sozialen Kontakten und Neuem fern hältst, weil du sie vordergründig nicht brauchst. Wenn das Ansammeln von Erlebniskonserven durch Pornos sehr hoch und die Entladung via Masturbation sehr gering ist, wird das Erleben dumpf und das Verlangen nach dem vollen Orgasmus immer größer. Durch den psychischen Stress als Droge, durch den Erlebnisse mit Pornos entstehen, steigt das Bedürfnis durch Erleichterung durch Masturbation. Da Masturbation kein vollständiger Orgasmus ist und das System nie ganz auf Null setzt, steigt der Druck und nimmt die Wirkung vom Wichsen konstant ab. So entsteht das, was in der Fachliteratur als Suchtdruck bezeichnet wird. Immer mehr Masturbation wird benötigt, um immer mehr Porno Erlebniskonserven zu verarbeiten. Das ist der Teufelskreis der Pornos aus der Sicht deines Orgasmus.

Um den Teufelskreis zu brechen, gibt es neben vielen therapeutischen Ansätzen das übergeordnete Ziel, orgastische Zustände und Situationen neu zu erlernen. Du musst nicht unbedingt sofort einen vollen Orgasmus mit einem Partner erleben, um in deinem Porno Reset erfolgreich zu sein. Was hilft, sind andere Praktiken, die ähnlich intensive Zustände durch Kontrollverlust im Gehirn auslösen. Beispiele hierfür sind Fallschirmsprünge, Bungee Jumping, Erlebnisgruppen oder Workshops, in denen du völlig neue Erfahrungen mit Bewusstseinszuständen machst, die an das Erlebnis eines Reset im Kopf heran kommen. Sie alle haben die Absicht, dir einen vollen Orgasmus erlebbar zu machen, um die Referenz zu schaffen und du nie mehr weniger willst. Dann erkennst du den Wert des Wechselspiels von Erlebniskonserven und dem Gehirnorgasmus und freust dich über den entstehenden Druck und die gewaltige Energie von längeren Zyklen ohne Masturbation und oberflächliche Triebbefriedigung.

Um an die Bewusstseinszustände eines Orgasmus heran zu kommen, braucht es einige Voraussetzungen. Der Orgasmus ist ein epileptischer Anfall, ein Zustand, der außerhalb jeglicher Kontrolle liegt. Orgastische Zustände herbei zu führen, verlangt von dir eine erhebliche Flexibilität in der Fähigkeit, die Kontrolle los zu lassen. Und das klingt einfacher als es ist. Viele Faktoren stehen dir im Weg, sodass aus dem Versuch schnell eine kontrollierte Reizintensivierung werden kann, die künstliche Stimulation zwar verstärkt, jedoch nichts mit einem echten Kontrollverlust zu tun hat. Um diesen Zustand als vollkommen flexiblen Nullpunkt zu erleben, von dem aus alles möglich ist, musst du langfristig viele Eigenschaften trainieren. Sie beinhalten Themen wie sexuelle Ergebnisoffenheit, Geschlechtsneutralität, das Lösen von Scham und Verlernen jeglicher Fetische und sexueller Stilbildungen mit pornografischen Kriterien.

Du musst deine Sexualität neu kalibrieren.

KAPITEL 18

KALIBRIERE DEINE SEXUALITÄT

Wenn du in deinem Leben jemals etwas kalibiriert hast, dann war das wahrscheinlich ein Drucker. Einen Drucker kalibriert man immer dann, wenn er stottert, Tinte nicht gleichmäßig druckt und die Druckspuren nicht deckungsgleich übereinander liegen. In deinem Neustart gibt es verschiedene Spuren, die du nun deckungsgleich auf eine Linie bringen kannst: deine sozialen Gewohnheiten, deinen Orgasmus und Sex an sich. Sexualität besteht aus mehr als nur dem „rein, raus, fertig“, das wir alle irgendwann falsch gelernt haben. Sexualität ist Kontakt, Erleben und das Leben selbst. Jedes unserer Erlebnisse, das mit Rhythmus, Körperkontakt, Feuchtigkeit, Härte, Tönen und so weiter zu tun hat, ist ein sexuelles. So wird jeder Besuch im Fußballstadion mit Freunden, jedes Stöhnen beim Bankdrücken, jedes Sportauto und sogar der Hammer in der Werkzeugkiste zum Symbol einer Orgasmusvorbereitung, mit der wir uns aufladen. Die Menge und Intensität deiner zurückliegenden Erlebnisse der letzten Wochen, Monate (und vielleicht Jahre) bestimmt deinen inneren Bedarf nach einem Orgasmus. Wenn diese Erlebnisse viel Neues, Rhythmus, Genuss und weitere sexuelle Elemente enthalten, führst du ein Leben, das sich voll im Sinne von glücklich anfühlt. Wenn dein Leben aus einem gleichbleibenden Trott ohne viel Höhen und Tiefen besteht, läufst du Gefahr, anorgastisch zu Leben und dein notweniges Bedürfnis für das orgastische Geschehen mit ungesunden Ersatzsystemen herbeizuführen.

Die Klaviatur deiner Sexualität

Nun warst du in den vergangenen Monaten im Reboot, hast dein Leben unter Kontrolle gebracht und neue Motivation geschöpft. Du bist in deiner Genesung weit gekommen, hast Neues erlebt und Erfahrungen mit dir selbst gemacht. Alles optimale Voraussetzungen für den vollen Gehirnorgasmus. Nun weißt du, dass nur noch dieser eine Lebensbereich zu deinem Glück fehlt: echter, intimer, erfüllender Sex. Wegen deiner Sexualität bist du hier und liest dieses Buch. Von Sex versprichst du dir diejenigen Glücksgefühle, die du alleine nicht erleben kannst. Das Ziel muss sein, so selbstsicher zu werden, dass dir intensiver Kontakt, Intimität und Sexualität möglich wird. Damit das geschehen kann, musst du die Kernprobleme um diese Themen herum verwandeln. Diese Probleme sind so individuell wie du selbst. Je nach deinen Porno Gewohnheiten und Schrägheiten hat sich dein Körper an die abwegigsten Auslöser für deine Erregung gewöhnt. Diese gilt es nun zu konfrontieren und an ihnen und durch sie hindurch zu wachsen. Beachte dabei, dass es sich bei den folgenden Gedanken und Übungen um Empfehlungen handelt, deine Wahrnehmung um das Thema Sexualität öffnen und schärfen sollen. Spontane

Heilung durch einmaliges Lesen gibt es nicht. Du musst in jedem Bereich, in dem du unflexibel und dadurch blockiert bist, Arbeit investieren, um dich für eine freie, lebendige und gesunde Sexualität zu öffnen. Gesunde Sexualität umfasst viel mehr als das, was du von Pornos gelernt hast. Sex mit einem Partner ist wunderbar, jedoch nur eine Taste auf dem Klavier der Intimität. Du kannst durch ein gutes Gespräch mehr Erregung und Energie spüren als durch das bloße rein-raus, das du jetzt vielleicht noch als das höchste der Gefühle ansiehst. Es ist daher wertvoll, die anderen Tasten des Klaviers zu erforschen. Die grundlegende Frage ist, wie du ohne Gedanken an Pornos und andere Fantasien deine Sexualität noch ein mal neu kennen lernen kannst.

In der Zeit nach deinem Reboot ist dein System bereinigt und wie auf „Start" gestellt. Das ist die Zeit, in der du neue Referenzen für Sexualität aufbauen kannst. Du bist jetzt ein nagelneuer Computer und kannst deine Festplatte neu beschreiben. Wichtig ist die Erkenntnis, dass alle deine Erfahrungen und neuen Thesen im Erleben begründet sein müssen. Theorien, wie Sexualität und Intimität in Wirklichkeit ist, bringen dir nichts, wenn du sie nicht körperlich erlebst und für dich als wahr übernehmen kannst. Alles Rationalisieren ist dabei nur ein Versuch, den Nervenkitzel echter Erfahrung zu umgehen. Sexualität ohne echte Erfahrung ist wichsen und wichsen ist Vergangenheit für dich. Neue Erfahrungen kannst du in einschlägigen Workshops, Gruppen und auch mit einem Partner erforschen. Wichtig ist, deine Sinneswahrnehmungen zu schärfen und viele verschiedene Erlebnisreferenzen für Nähe und Intimität zu sammeln. So wird dir schnell bewusst, dass beispielsweise körperliche Nähe alleine eine Intensität erreichen kann, die sehr viel befriedigender als nur stumpfes Vögeln werden kann. Letztendlich gibt dir die Vielfalt der Erlebnisse die

Möglichkeit, ein erfüllendes sexuelles und orgastisches Leben zu führen. Um das zu erreichen, gibt es viele Stationen, die du aktiv angehen kannst. Sie führen über mentale Blockaden, falsche Annahmen und alte Gewohnheiten. Sie in einem neuen Licht zu erfahren, macht dich von alten Limitierungen frei. Allen voran, dein eigener Körper.

Scham überwinden

Porno Gewohnheiten und schräge Verhaltensweisen bauen eine Wand aus Scham auf, die dich in deinem Selbstausdruck hindert. Sie wächst, wenn zwischen deinem Verhalten und deinem Gewissen eine moralische Lücke entsteht. Deine Moral basiert auf teilweise ungeprüft übernommenen Werten, die mit dem, was du mit deiner Sexualität, Pornos und Fantasien gemacht hast, im Widerspruch stehen. Du fühlst dich gut während und miserabel nach dem Masturbieren. Das Gefühl stellt sich ein, dass du offenbar etwas „falsches" gemacht hast. Es geht dabei jedoch nicht darum, dass die Sache falsch ist oder du Schuld an einem falschen Verhalten hast. Schuld beinhaltet das Bewusstsein, etwas falsches getan zu haben. Deine Sexualität ist jedoch von Grund auf richtig. Es geht bei dem falschen Gefühl darum, dass du dich schämst. Und Scham beinhaltet das Gefühl, falsch zu sein. Dann lehnst du dich selbst für dein Verhalten ab: „Ich bin nicht ok, so wie ich bin".

Die Ursache von Scham kann vielfältig sein. Sie kann durch kulturelle Dogmen, alte Glaubenssätze in der Familie oder durch traumatische Ereignisse entstanden sein, um nur einige zu nennen. Sie alle haben einem Verhalten von dir einen Beigeschmack gegeben, das dein Gewissen als schlecht interpretiert. Vielleicht wurdest du als Kind bei der Erforschung deines Körpers erwischt, vielleicht hat deine Mutter dich mit deiner ersten Morgenlatte gesehen und musste lachen. Vielleicht warst du zu lange isoliert mit dir selbst beschäftigt und hast keinen Abgleich mit der Realität anderer. Egal welche Situation es für dich war - wenn du oder jemand anderes dich in einer verletzlichen Situation abgelehnt hat, hast du Scham empfunden. Scham ist Gift für dein Selbstbewusstsein. Du gibst dir damit ein tiefes Gefühl von Falschsein. Du lehnst dich und deine Sexualität ab und gibst dir das Etikett, dass deine körperlichen Bedürfnisse nicht okay sind. Heute bist du älter und weiser und trotzdem hat dein Unbewusstes diese Ablehnung tief gespeichert und wehrt sich vehement, diese schmerzhafte Erfahrung noch ein mal zu erleben. Du erlebst dadurch einen ständigen Konflikt, weil dein Körper etwa sexuell aktiv etwas möchte, was dein Unterbewusstsein passiv vermeidet. Jedes mal, wenn du in eine für dich unangenehme Situation kommst, springt dein Fluchtinstinkt an und die nötige Entspannung und das Selbstvertrauen in einer „nackten" Situation sind dahin. Das muss nicht heißen, dass dadurch Sex nicht möglich ist. Nur, dass dein Erleben während dem Sex deutlich limitiert ist. Das ist sicher einer der Gründe, warum viele Porno Konsumenten das Wichsen auf Filme geiler finden als echten Sex. Beim Wichsen auf Pornos ist die Fantasie frei und Scham spielt keine Rolle. Dadurch werden deine wilden Vorstellungen im Kopf möglich, weil es keine Gegenseite gibt, die dich dabei ablehnen könnte. Mit anderen Worten machst du deine Freiheit beim Sex abhängig von der Reaktion deines Partners. Und je mehr du dich durch deine Scham hinterfragst, umso eher schreckst du vor dem Gedanken zurück, dir zu nehmen, was du brauchst. Dir zu nehmen, was du brauchst und damit im Kontakt mit einem anderen Menschen sein, ist jedoch das, was Sexualität zu einem so spannenden Erlebnis macht. Wenn du vor Scham dir diese Freiheit nicht nehmen kannst, wird dir deine Fantasie immer besser vorkommen als ein durch Scham gedämpftes Erlebnis. Um diesen Kreislauf zu durchbrechen, musst du deine Scham bearbeiten, um den Filter zu entfernen, um das Erlebnis ganz zu erleben.

Viele, die diese Erkenntnis nicht erlangen, interpretieren ihre Scham und Angst vor Intimität als fehlendes Selbstvertrauen und beginnen, an Nebenbaustellen zu arbeiten. Sie versuchen ihre Umwelt zu manipulieren, statt an sich selbst zu arbeiten und flüchten sich in Subkulturen wie zum Beispiel der Pick-Up Szene. Es ist leichter, die Techniken und Systeme zu lernen, wie ich Frauen um den Finger wickle, als einen ehrlichen Blick auf mich selbst zu werfen. Solche Männer finden dann ihresgleichen in der Community, wo sie sich mit anderen schambehafteten Halbstarken gegenseitig in ihrem Leid bestätigen. Letztendlich geht es beim ursprünglichen Pick-Up Gedanken genau darum: Wie kann ich mich so verstellen, damit sie mich mag wie ich vorgebe zu sein und ich nicht zeigen muss, wie ich wirklich bin? Welchen Trick muss ich anwenden, um ihre Wahrnehmung so zu täuschen und sie zum Sex zu verführen? Natürlich löst das dein Problem mit dir selbst nicht. Auch wenn du Frauen dadurch ins Bett kriegst, bist du am Ende wieder nackt mit dir konfrontiert. Am Ende bist du immer noch du. Wie du auch vorgibst zu sein, dein authentisches Ich bleibt unter dem Tisch und deine Zweifel schwimmen an der Oberfläche. Was bringt es dir, dich als großen Stecher auszugeben, wenn du dich danach bei der Frau deiner Träume als schambehafteten Einzelgänger entpuppst? Je mehr du dich verstellst, umso größer ist die Enttäuschung beim Gegenüber. Und weil du innerlich weißt, dass du nicht der bist, der du vorgibst zu sein, bleibt immer wieder der bittere Beigeschmack, dass du dich selbst belügst. Du beweist dir durch dein gespieltes Selbstbewusstsein dein fehlendes Selbstbewusstsein immer selbst, was das Problem im Inneren tiefer gräbt. Und wie steht es dann um deine Fähigkeit zur Entspannung, zum Kontrollverlust, zum Orgasmus? Jede sexuelle Begegnung, die als eine Herausforderung für dich entsteht, ist das Gegenteil von Verschmelzung im Dialog.

Sich mit anderen Männern zu treffen und gemeinsam Frauen anzusprechen ist jedoch nicht das Problem. Das Problem entsteht, wenn du dich und andere anlügst. Die Lösung? Auf Frauen zugehen und ansprechen - ohne die falsche Geschichte über dich selbst. Das ist die getunte Art des Pick-Up. Statt dir eine Maske überziehen einfach die Frau ansprechen und ihr sagen, dass du unsicher bist und dich dafür vielleicht sogar schämst. Das ist Mut und so erreichst du zwei essentielle Dinge. Erstens, eine echte Verbindung und die Chance, dass dich jemand für den mag, der du wirklich bist. Zweitens, die Chance, die Berechtigung für deine unangenehmen Gefühle zu überprüfen. Was würde passieren, wenn du deine Nervosität eingestehst und die Frau dir sagt, dass es dafür gar keinen Grund gibt? Die Essenz dieser Übung ist diese: Scham kann durchlebt werden. Scham und Unsicherheit kann eine große Hilfe zur Selbsterkenntnis sein, wenn du sie für dich nutzt. Das heißt, du kannst eine Situation, in der du dich schämst so lange bewusst erleben, bis das Schamgefühl verschwindet, während die Situation immer noch da ist. So konfrontierst du deine automatisierte Reaktion auf eine Situation und dekonditionierst dich bis zu einem Punkt, an dem du dich nicht mehr schämst. Das klingt im ersten Moment einfach und es ist auch so. Egal, ob du dich für dein Aussehen, deinen nackten Körper oder deinen Penis schämst. Es gibt für jede

Scham das Gegengift. Für mich war der Beginn eine Situation, in der ich mich nackt vor ebenso nackten Menschen in einem Workshop präsentieren musste, während ich meine sexuelle Geschichte erzählt habe. Nach dieser Initialzündung habe ich meine Scham mit meinem nackten Körper immer wieder konfrontiert. Von Fetisch-Parties über unzählige Sauna Besuche war so ziemlich alles dabei, was meine Nacktheit einem möglichst großen Publikum präsentieren konnte. Mit dem Ergebnis, dass ich diese Angst heute nicht mehr habe.

Welche Scham du auch hast, nun ist die Zeit mit deinem Körper ins Reine zu kommen. Es gibt die verschiedensten Arten, das zu tun. Als Grundlage empfehle ich dir folgende Stufen:

1. Versöhne dich mit deinem Körper. Deinen Körper abzulehnen, heißt, dich ablehnen. Dein Körper ist das Werkzeug deines Lebens und dein Diener bis zum Tod. Du bist immer gut, wie du bist. Du kannst diese Form der Selbstakzeptanz üben, indem du dich abends im Bett vor dem Einschlafen 10 Minuten streichelst und deinen Körperteilen für ihren treuen Dienst dankst. Du kannst zudem deinen Körper gut behandeln, indem du gesunde Nahrung zu dir nimmst und mit Sport deine Körperflüssigkeiten in Bewegung bringst. Probiere ein mal eine Stunde Yoga aus und achte auf dein Körperempfinden vor und nach der Session. Du wirst spüren, wie gut sich dein Körper danach anfühlt. Diese Art der Eigenliebe wird dein Unbewusstes regis-

trieren und annehmen, dass du deinen Körper lieben musst, wenn du ihn so gut behandelst.

2. Durchlebe deine Scham. Deine Scham ist eine innere Blockade, die ohne Überprüfung ihre Macht über dich hat. Der einfachste Weg, deine Scham zu prüfen, ist ihre Konfrontation. Ein erster möglicher Schritt bei körperlicher Scham ist der Gang in eine Sauna, bei dem du dich und deine Körperreaktionen ganz bewusst beobachtest. Wie stark ist dein Drang, deinen Penis vor anderen Leuten zu verstecken? Wie sehr ziehst du deinen Bauch ein, um nicht dick zu wirken? Wie frei kannst du dich ohne Handtuch bewegen, bevor es unangenehm wird? Mit der Konfrontation in dieser Form wirst du immer wieder ein Stück freier in deiner Nacktheit, bis zu einem Punkt, an dem ein deutliches Vorher und Nachher erkennbar ist und deine körperliche Scham in den Hintergrund wandert. Von da an kannst du in Situationen gehen, bei denen du dich auf andere Arten nackt zeigen kannst, zum Beispiel mit deinen Emotionen und Ängsten bei Freunden. Dort beginnt das nächste Level der Konfrontation unangenehmer Gefühle, die du Stück für Stück ablegst.
3. Löse deine Blockaden. Richtig oder falsch ist ein Konzept, dass nur in deinem Kopf besteht. Nichts ist wirklich richtig oder falsch, dein Denken macht es dazu. Es ist Zeit, diese Blockaden zu überprüfen und die tieferliegenden Gründe zu erkennen. Eine Therapie kann dir dabei helfen und sie ist die einzige legiti-

me Form der Abkürzung zu einem glücklicheren Leben. Dabei meine ich nicht, dass du die kommenden Jahre auf der Couch eines Psychoanalytikers verbringen musst. Ich meine, dass du mit einer aktiven Therapieform wie Gestalttherapie, Hypnose oder mit NLP in nur wenigen Sitzungen einen deutlichen Sprung in deiner Wahrnehmung machen kannst. Die neue Sicht auf eine alte Situation zeigt dir dann Umstände auf, die auch heute immer wieder auftauchen, weil du sie noch nicht gelöst hast. Indem du diese offenen Gestalten bearbeitest und Friede mit ihnen schließt, öffnest du deine Wahrnehmung und ultimativ deine Welt. Durch diese Öffnung verändert sich deine Perspektive auf die Welt. Was vorher noch als „wahr" erschien, kann im nächsten Moment ganz anders sein. Deine persönliche Geschichte über dich selbst rückt so in ein anderes Licht und du befreist dich von dem, was dich bisher noch in der Vergangenheit gehalten hat.

Eine neue Perspektive auf Sex

Mit einem neuen Körpergefühl und neuen intimen Kontakten zu Frauen hat sich meine Perspektive auf die weibliche Sexualität verändert. Wo ich früher noch geglaubt habe, dass ich es bin, der eine Frau zu Sex überreden muss, damit ich mein Geschäft machen kann, kenne ich heute das weibliche Verlangen nach Sex. Und das ist in vielen Bereichen sehr viel Stärker als mein eigenes Verlangen. Frauen mögen Sex. Überprüfe selbst, wie weit oder ob du diesen Satz überhaupt glaubst. Bis ich zu dieser Einsicht gekommen bin, hat es Jahre gedauert. Mit den Jahren an Pornos, Brutalität gegen Frauen und wilden Fantasien hat sich in meinem Kopf ein Bild manifestiert, dass Frauen für Sex benutzt werden und der schwierigste Teil von Sex darin besteht, sie ins Bett zu zerren. Mir kam es immer wie eine Herausforderung vor, eine Frau zu „überreden" mit mir zu schlafen und gleichzeitig hatte ich im Bett danach nie das Gefühl, wirklich intim gewesen zu sein. Wer mit dieser Brille durch das Leben geht, trifft genau auf diese Frauen, die sich beim Sex benutzt fühlen und anschließend genau dieses Gefühl verstärken. Kein Wunder also, dass ich die Sicht angenommen habe, dass Frauen grundsätzlich gegen Sex sind und es einen geheimen Trick benötigt, wie man doch zwischen ihre Beine kommt. Wenn ich eine Frau auf diese Weise manipuliere und mich für den Zweck verstelle, fällt mein Schauspiel zwangsläufig auf und sie wird sich dadurch tatsächlich benutzt vorkommen. Wie viele Frauen es gibt, die diese Enttäuschung erlebt haben müssen, rechtfertigt, wie viele von ihnen Angst davor haben, von einem Mann auf der Straße angesprochen zu werden ohne gleich alle Fluchtinstinkte zu aktivieren. Es ist diese Art von Frauen, die nicht mehr von platten Anmachsprüchen, sondern von echter Transparenz und Verletzlichkeit beeindruckt sind.

Mit neuer Energie und neuem Selbstbewusstsein aus meinem Reboot heraus, bin ich auf Frauen gestoßen, die mir genau das bestätigt haben. Plötzlich war nicht ich es, der eine Frau in Richtung Bett drängen musste. Es waren oft sie, die ihre Finger nicht mehr von mir lassen konnten. Die Kombination aus meiner neuen Sicht auf mich und den

Frauen, die ich in mein Leben gezogen habe, hat mich in meinem Reboot nachhaltig geheilt. Sie waren es, die mir geholfen haben, meine Sexualität neu zu kalibrieren und Pornos im Vergleich zu einer lächerlichen Erinnerung gemacht haben. Nach unzähligen verzweifelten Jahren waren das diejenigen Momente, in denen ich Frauen getroffen habe, mit denen ich witzige Dates und Gespräche hatte und sie im Anschluss „Lass uns heim gehen und unsere Gehirne rausvögeln“ sagten. Das klingt wie ein Paradigmenwechsel und ist im Grund genommen eine Veränderung meines eigenen Fokus auf das, was schon immer da war.

Durch die Veränderung im Innen kommt Bewegung in die Wahrnehmung außen. Was heute so ist, wird so durch deinen Blickwinkel und nicht durch absolute Gegebenheiten. Folglich besteht gerade auch bei Sexualität dieser Spiegel, der dir deine eigene Sexualität im Außen immer wieder bestätigt. Die gute Nachricht ist, dass durch deine veränderte Perspektive auf Sexualität sich auch deine Optionen mit Partnern verändern. Du musst jedoch nicht zwingend einen Partner finden, und gleich die volle 180 Grad Drehung deiner Sexualität testen. Nach deinem Reboot Single zu bleiben und deine neue Sexualität zu erforschen ist eine sehr gute Sache. Vor allem dann, wenn es darum geht, auch mit dir selbst mehr in Kontakt zu kommen. Anschließend kannst du mit neuen Sexualpartnern dann dein neues Körperempfinden erforschen und die reparierten Funktionen deines Körpers bewundern. Um dir den Druck zu nehmen, kannst du deinen Partnern dann alles über deine Geschichte mit Pornos erzählen. Zum Beispiel, indem du erzählst, wie lange du keinen Sex hattest und was für dich dahinter steck. Sage ihr, dass sie dich heilen kann. Ich war und bin immer wieder überrascht, wie gut die Geschichte über meine Pornosucht bei Frauen ankommt. Sie werden dich dafür nicht ablehnen, sondern dich für deine Ehrlichkeit schätzen und ein echtes Interesse an deiner Geschichte entwickeln. Zudem wird deine Story dich für die Frau und ihr weibliches Gehirn, das emotionale Spannung als sexuelle Erregung interpretiert, unheimlich attraktiv und sexy machen. Jede Frau, mit der ich nach meinem Neustart Sex hatte, war stolz darauf, ein Teil meiner Genesung gewesen zu sein. Dieser Dienst gibt der Frau neben dem reinen Sex eine tiefere Dimension der Verbundenheit, weil sie jetzt einen aktiven Teil deiner Geschichte ausmacht und auch ihre eigene Sexualität völlig neu erleben kann. So entstehen echte Pornos im realen Erleben.

Gesunde Masturbation

Auch ohne Partner kannst du eine neue Beziehung zu deiner körperlichen Sexualität aufbauen und den Weg zum Gehirnorgasmus erleben. Eine Technik hierzu lautet gesunde Masturbation. Bei gesunder Masturbation geht es darum, ohne Filme, Bilder, Fantasien oder irgendetwas, das außerhalb deiner körperlichen Sensationen liegt, zu masturbieren. Im Gegensatz zum Masturbieren von früher geht es nicht darum, so schnell und geil wie möglich zum Abspritzen zu kommen, sondern langsam und achtsam jede Empfindung in deinem Körper zu spüren, während du ganz ohne künstliche Stimulation erregt bist. Es geht daher weniger um das Ziel als vielmehr um den Weg, um das Gefühl für den eigenen Körper und seine Erregungskurve wieder zu erlangen. Pornos und Gehirnwichsen finden allesamt im Kopf statt, wodurch sich das Gefühl für die feinen Empfindungen im und am Körper verringert. Wer seinen Penis wie ein Stahlrohr über Jahre täglich gebürstet hat, sollte sich über eine verringerte Empfindsamkeit der sensiblen Teile nicht wundern. In der Jagd nach immer höheren Geilheiten und Ejakulationen entwickeln viele einen immer festeren Griff, der mit dem Gefühl beim Sex in keinem Verhältnis mehr steht. Die Gewöhnung deines Körpers an dieses Gefühl reduziert deine Empfindsamkeit des Penis und kann es unmöglich machen, in einer Vagina zum Orgasmus zu kommen. Gesunde Masturbation hilft dir, diese Wahrnehmungen wieder zu spüren und sensibilisiert dich für die feinen Unterschiede, auf die es bei deiner Erektion ankommt. Dabei ist nicht die Ejakulation das Ziel sondern die Zeit, in der du ohne Fantasien ganz bei dir bleiben kannst. Lass dir Zeit und mache aus gesunder Masturbation eine Art Meditation, bei der es um den Zustand und nicht um das Ziel geht. Sobald ein Gedanke an einen Porno oder eine Szene kommt, lass sie vorbei ziehen. Sei mit der Aufmerksamkeit nur bei deinen Empfindungen am und im Körper. Achte darauf, dass du aus dieser Übung nicht in die Überstimulation abdriftest. Es geht nicht darum, wie beim „Edging“ immer wieder kurz vor dem „Point of no return“, an dem das Abspritzen nicht mehr zu vermeiden ist, mit dem Masturbieren aufzuhören und von vorne anzufangen. Mache es dir daher zur Auflage, gesunde Masturbation anfangs nur 5 Minuten zu betreiben und danach konsequent aufzuhören. Begib dich hierzu nackt in eine angenehme Position im Bett oder auf einem Sessel und taste deinen Körper nach erogenen Zonen ab. Welche Stellen sind für dich erregend? Wo fühlst du einen Aufleuchten in deiner Wahrnehmung? Halte dann deinen Penis ohne Bewegung in deiner Hand und spüre die Wärme, die entsteht. Wenn du einen Steifen bekommst, kannst du mit langsamen und leichten Bewegungen am Schaft und an der Eichel die verschiedenen Arten der Stimulation entdecken. Berühre ihn anders als gewohnt, drücke statt zu rubbeln, streichle den Busch, statt die Palme zu schütteln. Achte dabei immer darauf, nicht in deinem Kopf in ein Leistungsdenken oder sexuelle Fantasien abzudriften. Gehe jedes mal, wenn du dich dabei erwischst, in den Körper zurück und konzentriere dich ganz auf deine Empfindungen. Schließe anfangs nach 5 Minuten ab und steigere dich von Woche zu Woche, bis du bei maximal 20 Minuten angekommen bist. Vermeide es, in der Übung das Ziel des Abspritzens zu verfolgen. Vermeide möglichst jede Lustintensivierung durch Fantasie, Anspannung, Druck oder festeres Onanieren an deinem möglichen Höhepunkt.

Gesunde Masturbation ist ein zweischneidiges Schwert, weil es einerseits eine starke Übung für dein eigenes Körperempfindungen ist und andererseits an der Grenze zu deinem alten Verhalten liegt. Sie ist dadurch eine fortgeschrittene Technik, die nur angewandt werden sollte, wenn auch nach der gesunden Masturbation dein Gehirn nicht in eine Dauerschleife an sexuellen Fantasien geht. Solltest du das Gefühl haben, dass gesunde Masturbation ein neuer Deckname für deine eigentliche Sucht ist, solltest du diese Übung nicht machen. Beachte in jedem Fall, dass jede Art von sexueller Stimulation sich selbst verstärkt, je öfter du sie praktizierst. Nur die echte Sache ist die echte Sache. Keine Masturbation - egal wie gesund - kann dir das echte Erlebnis mit Sexualität ersetzen. Der wahre Neustart geschieht ohne Masturbation. Auch wenn es Jahre dauert, bis du einen Partner für Sex findest.

Orgasmische Meditation

Durch die transformativen Prozesse innerhalb deines Reboots ist es sehr wahrscheinlich, dass du nach deiner körperlichen Heilung nur noch dein Inneres verändern musst, damit auch das Außen für dein neues Leben stimmig wird. Vielleicht hast du bisher keine oder nur wenige positiven Erfahrungen mit Frauen gemacht und siehst dich selbst mit neuem Selbstbewusstsein und neuer Erektion mit der Herausforderung konfrontiert, in den sexuellen Dialog zu gehen. Das gilt vor allem dann, wenn du in deiner Vorstellung erstrebenswerte Frauen auf ein hohes Podest stellst, für die du ein liebenswürdiger Pinocchio sein musst, der halb Freundin mit Penis, halb Macho, sie anlügen muss, damit die Nase unter ihren Rock wächst. Dass das nicht stimmt, hast du wahrscheinlich noch nicht erlebt und diese Annahme über das andere Geschlecht gilt es zu konfrontieren.

Ein mögliches neues Erlebnis dafür heißt OM. Nein, nicht das OM das du singst, wenn du dich endgültig in ein buddhistisches Kloster hast einweisen lassen. Das OM von dem ich spreche, heißt Orgasmic Meditation. Orgasmische Meditation kommt aus den USA und ist eine Lifestyle Praktik wie Yoga oder Pilates, bei der es darum geht, einer unten herum nackten Frau mit gespreizten Beinen für 15 Minuten die Klitoris zu streicheln. Das klingt zunächst skurril, findet jedoch auch in Deutschland immer mehr Anhänger, die sich bisher in größeren Städten in Gruppen organisieren. Bei OM geht es um die feinen Empfindungen, die dir einen ganz neuen Zugang zu deinen Körperempfindungen geben. In einem geschützten Rahmen mit klaren Regeln besteht dabei die gemeinsame Meditation daraus, mit deinem Zeigefinger und dem Druck, mit dem du eine schmerzhafte Wunde mit Salbe eincremen würdest, die Klitoris der Frau für 15 Minuten zu streicheln. Dass dabei alle möglichen körperlichen Sensationen, Regungen und Erregungen zu beobachten sind, erklärt sich von selbst. Es geht dabei für dich als Mann jedoch um viel mehr als nur das. Zum einen lernst du rein durch die Theorie einiges über die Sexualität und Erregung der Frau kennen. Zum anderen erhältst du durch die Praxis ein erweitertes Verständnis für den weiblichen Orgasmus, komplette Einsicht in ihren Genitalbereich und das Gefühl von subtiler Verbindung durch diese Art der Intimität. Das ist wesentlich mehr als das mechanische Bild von Sex, das dir Pornos eingetrichtert haben und gibt deiner Sichtweise auf Sexualität eine neue Dimension. Durch die sensible Selbstbeobachtung lernst du sexuelle Impulse deutlicher zu spüren, gehst mit der Partnerin in einen Dialog und lernst eine sexuelle Verbindung ohne Leistungsdruck oder Zielerreichung kennen. Ob und wie man bei dieser Meditation die Erleuchtung für sich erreicht, muss jeder selbst entdecken. Auch ohne die große Erleuchtung beim orgasmischen Meditieren gibt es eine Erkenntnis, die dich weiter bringt: Es gibt Frauen, die ihren blanken Genitalbereich einem Fremden anvertrauen, der den intimsten und empfindlichsten Teil ihres Körpers für 15 Minuten komplett einsehen und berühren darf. Alleine das ist die Erfahrung wert und ein dicker Pluspunkt auf deinem neuen Konto der Erlebniskonserven. Und sie wird deine Grundannahmen über Sexualität, Scham und Erregung ordentlich auf den Kopf stellen.

Tantra Massage

Der körperliche Nachteil bei Praktiken wie der orgasmischen Meditation ist der, dass 99% aller weiteren erogenen Zonen des Körpers vernachlässigt werden. Und, dass nur die Frau als Proband und nicht du selbst in den Genuss der passiven Massage kommt. Die nächste Stufe der Erleuchtung sollte daher diese sein: Das Genießen im Empfangen.

Wenn du bei der Konfrontation deiner Scham oder beim Erlernen von neuen Sexualpraktiken immer noch mit Leistungsdenken zu kämpfen hast, ist eine Tantra Massage eine gute Übung im Loslassen, Passierenlassen und Erforschen deiner Lust. In der traditionellen Philosophie des Tantra wird durch Methoden, Techniken und Ritualen die Einheit von Körper, Geist und Seele angestrebt, was die höchste menschliche Verwirklichung zum Ziel hat. So ziemlich das Gegenteil von Wichsen auf Pornos. Unter der richtigen Haltung ist Tantra eine Heilmassage, die dein Bewusstsein aus dem Kopf in die feinen Körperempfindungen leitet. Sie reicht von der Standard Massage über die Lingam Massage (die sich sehr auf deinen Schambereich fokussiert) bis zur Po-Massage mit Fokus auf das „Entwaffnen deines Analbereichs", wo eine ganze Menge Spannung angesammelt wird. Es gibt unzählige Varianten und Rituale, die angeboten werden. Wenn du das Erlebnis ausprobieren möchtest, schaust du am besten nach einem professionellen Anbieter oder Institut, der/das sich als Heilmassage Anbieter versteht und nicht deine Masturbation zum Ziel hat. Leider erfährt Tantra als Deckname für Sexmassagen eine große Zielgruppe und wird daher nicht selten in der Sexarbeit missbraucht. Tantra ist jedoch keine Prostitution oder Sexmassage, wenn sie im professionellen und heilenden Rahmen angeboten und praktiziert wird. Achte daher auch darauf, dass dieses Schlupfloch kein Blankoscheck für ein Erlebnis mit einer Prostituierten wird, sondern dein Besuch den heilenden Aspekt ohne Zielerreichung zum Ziel hat. Ein Vorgespräch zur Massage ist daher ein sicheres Zeichen dafür, dass diese Haltung eingenommen wird.

Wie bei allen körperlichen Erlebnissen kann hier wenig gesagt werden, was die Empfindungen beim Erlebnis selbst beschreiben würde. So viel sei jedoch gesagt: Wenn du wissen willst, was wirkliche orgastische Energien in deinem Körper sind, ist eine Tantra Massage ein sicherer Weg deine Synapsen im Gehirn zum Überlaufen zu bringen. Dieses Erlebnis kann eine weitere wichtige Referenz für das Entdecken sexueller Energien sein und ein neues Gefühl für deinen eigenen Körper und deine Identität geben.

Tantra Massage Level 2

Die Begegnung in einer „normalen“ Tantra Massage hat den Nachteil, dass du sehr wahrscheinlich auch hier gemäß deiner präferierten sexuellen Stilbildung wählst und eine weibliche Masseurin verlangst. Dadurch hast du noch nicht deine rein körperliche Erregung kennen gelernt, die vollkommen unabhängig von Fantasien und visuellen Reizen in deinem Körper stattfindet. Damit bei einer Massage die außerkörperlichen Reize minimiert werden, ist eine fortgeschrittene Erfahrung nötig, die du mit einem Masseur des gleichen Geschlechts erlebst. Wenn du bereits bei der Vorstellung in Schweißausbrüchen und Angst vor Schwulitäten in Panik gerätst, ist das ein sicheres Anzeichen dafür, dass die Bandbreite deines sexuellen Potentials deutlich Spielraum nach oben hat. Die Konfrontation dieser Angst kann deshalb für dich ein sehr befreiendes Erlebnis sein. Die Kollision mit einem angstbesetzten Element (Homophobie, der Angst vor Gleichem) und dem lustvollen Erlebnis der Massage, öffnet dich dann für die Unabhängigkeit von sexuellen Begegnungen mit Drehbuch und gibt dir eine neue Freiheit im sexuellen Kontakt. Erotische Handlungen und Impulse können dann eine erneute Bewertung und Verarbeitung durchlaufen, frei von bewussten oder unbewussten Ansprüchen und gesellschaftlich antrainiertem Standardverhalten. Dadurch wird gleich eine ganze Welt an Glaubenssätzen konfrontiert, die deine Sexualität bisher in einem engen Korsett gehalten haben. Ein gleichgeschlechtliches erotisches Erlebnis gibt dir die Möglichkeit zum Abgleich und Austausch mit einem adäquaten Gehirn, um das Erlebte im Abgleich mit einer Person mit ähnlicher Erlebnis- und Gefühlswelt zu teilen und zu besprechen. Ein mögliches Ergebnis kann dadurch sein, dass du nicht mit einer Frau Sex haben musst, weil du keine andere Wahlmöglichkeit hast, sondern du mit ihr Sex haben kannst, weil du eine Frau willst. Das ist ein großer Unterschied zu einer bislang zwanghaften Annahme, dass dein Erleben im Sex so sein muss, wie du es ein mal gelernt hast. Auch ist diese Massage eine gute Übung darin, deine Freiheit im Hinblick auf den Kontrollverlust zu überprüfen. Wie sehr kannst du dich von äußerlichen Geschlechtsmerkmalen in deiner eigenen Körperwahrnehmung frei machen und eine objektiv gleiche Massage (von Frau oder Mann) genießen? Echte Sexualität ist echter Kontakt im Dialog, unabhängig von Geschlecht, Rolle oder standardisierter Erwartungshaltungen. Wie sehr du dazu fähig bist, bemisst sich an der Bandbreite deiner Erlebnisse in Unabhängigkeit von gesellschaftlichen Werten und Normen.

Von hier aus und weiter

Heilmassagen, Meditationen, Therapien, Erlebnisworkshops und viele mehr ermöglichen es dir heute, das Spektrum deiner sexuellen Referenzen in jeder Hinsicht zu erweitern. Jedes dieser Erlebnisse ist ein weiterer Bestandteil deiner sexuellen Dialogfähigkeit, die deine Flexibilität mit Austausch mit deinem Gegenüber erhöht. Es lohnt sich, deinen ganz persönlichen Weg in der Grenzerweiterung zu suchen und diesen Bereich als konstantes Lernfeld zu sehen, das nie aufhört. Die Intensität dieser Erlebnisse ist es, die deinen Weg orgastisch, glücklich und lebendig macht. Durch diese Erlebnisse lernst du dich selbst kennen, öffnest dich für Neues und kalibrierst deine Sexualität. Die nächste Stufe ist dann, deine männliche Identität zu kalibrieren.

KAPITEL 19

FINDE DEINE MÄNNLICHKEIT

ONE, TWO, THREE... GOOOO! Als ich um die Ecke am Hafen von Gili Air biege, schreit eine schwitzende Horde Männer. ONE, TWO, THREE, GOOOO..... Immer wieder nehmen sie Anlauf, um ein schweres Glass Bottom Boot vom Ufer auf das Festland zu schieben, das einige Fischer erfolglos versuchen, zu bewegen. Einen Grund, das Boot für eine Reparatur auf das Festland zu bewegen, gibt es für die fast 20 männlichen Touristen nicht. Trotzdem scheint diese Aktion der Höhepunkt des Abends auf der sonst langweiligen indonesischen Insel zu sein. Ich zweifle keine Sekunde und werfe mich ebenfalls an die linke Seite, an der ich mir nun in vollem Elan einbilde, der entscheidende Helfer zu sein. In einem mühevollen Akt, der fast eine halbe Stunde dauert, kämpfen wir Männer an allen Seiten des Bootes mit in den Sand versunkenen Füßen, wie bei einem Seilziehen, als gäbe es einen Gegner zu besiegen. Tatsächlich gibt es keinen Gegner. Nur einen sich verselbständigen Teamgeist, der den Ehrgeiz der Männer anfeuert, während ihre Freundinnen verärgert an der Seite der Straße warten.

Die Männer schwitzen und rutschen, verlieren FlipFlops und schieben das Boot im Zentimetertakt nach vorne, wo jedes mal ein weiteres Stück Holz vor das Boot gelegt werden muss, um den Untergrund zu ebnen. Was wie harte Arbeit klingt, verbreitet einen Teamspirit bei den Männern, den man sonst nur aus dem Kino kennt. Wo in Filmen eine Burg gestürmt oder ein Heer angegriffen wird, schieben wir ein Boot lediglich einige Meter auf das Festland. Das Gefühl, das sich dabei einstellt, scheint jedoch das gleiche zu sein. Als wir es geschafft haben, es auf die finale Stelle zu schieben, ernten wir den Applaus und Blicke dankbarer Einwohner, die von unserer Hilfsbereitschaft begeistert sind. Während wir völlig fertig aber glücklich im Kreis stehen, rufen die ersten „Where's the next one?"

Where's the next one! In den wenigen Minuten wurde aus einzelnen Männern ein Team, das ohne Zweifel jetzt noch viel mehr tun würde, ohne auch nur eine Sekunde über die Zeit, die Freundin oder die Abendplanung nachzudenken. Als wären wir unsichtbar verbunden, spüren wir die Kraft der Gemeinschaft, die wir auf uns alleine gestellt nicht entwickeln können. Der Stolz, der sich in meiner Brust ausbreitet, mündet in einem breiten Lächeln und ich fühle mich als Teil einer Horde, ohne am Wert meines Beitrags zu zweifeln. Mein Stolz gehört nicht meiner Leistung, sondern dem seltsamen Gefühl, einen Beitrag zu etwas Großen geleistet zu haben und Teil des Ganzen gewesen zu sein. Was mich heute noch beeindruckt, ist, dass keiner der Männer auch nur eine Sekunde gezögert hat, bevor sie mit angepackt haben. Als wäre es ein ursprünglicher Teil unserer Männlichkeit, uns mit anderen Männern in eine Gemeinschaft zu schließen und selbstlos für etwas oder jemanden zu kämpfen. Kennst du das Gefühl, wenn deine Nationalmannschaft ein Tor schießt? Genau dieses Gefühl.

Es ist diese spezielle Zusammensetzung an Emotionen, die Fußballfans in der ganzen Welt auf das Wochenende freuen lässt. Du kannst dieses Gefühl nicht kaufen. Du kannst es ohne andere nicht erleben. Aber du kannst es entwickeln.

Mr. Nice Guy und die Frauen

Ich veranstalte seit einigen Jahren Männergruppen und Workshops unter dem Namen „No More Mr Nice Guy". Der Nice Guy ist ein Mann, den wir als typischen Ja-Sager, Schattenparker und Warmduscher kennen. Er ist einer der Männer, die immer versuchen alles richtig zu machen und brav zu sein, um zu bekommen, was sie insgeheim wollen - und es trotzdem oder gerade deshalb nicht bekommen. Entstanden ist das Symptom Nice Guy in den vergangen 50 Jahren, in denen mit Wirtschaftsboom und neuen Freiheiten immer mehr männliche Vorbilder für heranwachsende Männer gefehlt haben. Psychisch oder physisch abwesend waren ihre Väter oder Rollenmodelle nicht in der Lage, ihnen die essentiellen männlichen Werte zu vermitteln und haben diesen Teil der Entwicklungsphase den Frauen überlassen. So wachsen heute junge Männer immer mehr in der Obhut von Frauen auf, wodurch sie deren Werte und Charaktereigenschaften ungefragt übernehmen. Dabei geht es nicht darum, die Werte und Eigenschaften von Frauen schlecht zu machen. Es geht darum, dass die Eigenschaften von Männern anders sein müssen, um die natürliche Ausstrahlung auf Frauen zu erlangen. Was diesen Jungen fehlt, sind die für Männer so wichtige urmännliche Rituale, wie beispielsweise einer Initiation. Was in Urvölkern ein übliches Ritual des Erwachsenwerdens von Jungen zu Männern ist, haben wir in unserer modernen Zeit fast komplett vergessen. Stattdessen werden Männer heute in der Werbung als die Trottel degradiert, denen nichts gelingt, während die Frau alles im Griff hat. Sie, die in der Badewanne den Sekt aufmacht, während er genervt im Auto warten muss. Sie, die für ihr Immunsystem einen gesunden Joghurt trinkt, während der Blödmann kalt duscht. Egal ob in der Werbung, in metrosexuellen Modetrends oder auf Magazincovern mit erfolgreichen Businessfrauen: Der weiche Mann sieht sich konstant mit eigenständigen Frauen verglichen. Und verliert.

Wovon sprechen wir eigentlich, wenn wir von einem „echten Mann“ berichten? Was lässt dich als Mann authentisch und kongruent durch die Welt gehen und was passiert, wenn du das nicht tust? Besser gefragt: Was gibt deiner Identität als Mann Form? Wenn du in den vergangenen 20-50 Jahren deine Jugend oder dein Erwachsenwerden erlebt hast, warst du sicher einer der Männer, die ihr Identitätsgefühl sehr stark im Abgleich mit Frauen entwickelt haben. Wenn ich von Männerfreundschaften spreche und du dich dabei ertappt fühlst, ist das ein wesentlicher Punkt in deiner weiteren Persönlichkeitsentwicklung. Ein „gesunder Mann“ der ganz natürlich Freundschaften zu anderen Männern pflegt, wird die Dringlichkeit dieses Themas nicht nachvollziehen können, weil ihm der Blick von der anderen Seite fehlt. Wenn du dich jedoch angesprochen fühlst, bist du wahrscheinlich unter Männern unsicher, hast das Gefühl dich beweisen zu müssen oder nie wirklich ganz dazu zu gehören. Männer schüchtern dich ein, weil du keine gesunde Haltung ihnen gegenüber entwickeln konntest - entweder, weil dir der Kontakt zu ihnen in deiner Kindheit gefehlt hat oder sie als Stiefväter, Sportlehrer, Ausbilder oder Chef oft nur als Peiniger oder nur selten als Fürsprecher und Unterstützer erschienen sind. So wird auch heute noch jeder Chef zum Vaterersatz, auf den du viele Eigenschaften und Defizite projizierst, weil du kein gesundes Umfeld mit anderen Männern als Freunde hast. Das Gefühl der Unvollständigkeit wird zudem verstärkt, wenn du aus der Unsicherheit eher dazu tendierst dich zu isolieren, statt in den Kontakt und Austausch zu gehen. Ein wahres Identitätsgefühl, das dich selbst als fraglos und zweifelsfrei empfinden lässt, erreichst du nur durch ein passendes Gegenüber mit gleichen Lebensumständen wie Alter, Erfahrung und Erleben, um deine Identität im Datenabgleich mit dem Gehirn gegenüber zu formen. Erst der Kontakt zum Gegenüber lässt deine eigene Kontur erkennen, an der du deine Stärken und Schwächen identifizierst und abgleichst. Und ein passendes Gegenüber kann aus dieser Sicht nur einem Gehirn entstammen, das gleichen Geschlechts ist und oder eine ähnliche Biografie und Erfahrungsspektrum besitzt. Soziale Beziehungen mit anderen Männern sind daher unerlässlich, um eine vollständige männliche Identität zu schaffen, die auf Frauen authentisch und anziehend wirkt.

Wie sehr Männer heute der weiblichen Identität unterliegen, zeigen Studien die besagen, dass Jungs das äußerliche Aussehen beim Sex wichtiger ist, als das Erlebnis währenddessen. Der Fokus auf Kleidung, Frisur, Männerkosmetik, Enthaarung und viele weitere sind Anzeichen dafür, wie viele Männer ihren Maßstab der eigenen Identität an weiblichen Werten ausrichten. Obwohl vordergründig der hygienische Mann dann von der Frauenwelt für seine Sauberkeit beachtet wird, sind es in Stereotypen doch immer noch dreckige Handwerker und der verschwitzte Surfer Dude, die die neandertalerartigen Zugriffsreflexe der Frauen auslösen. Ein klares Anzeichen dafür, dass Frauen evolutionsbedingt das brauchen, was sie an der Oberfläche heute oft nicht wollen: den echten Mann mit Kante. Und zum echten

Mann mit Kante wirst du nur im abgleich mit anderen Männern. Warum das so ist, fasse ich unter dem Begriff „Männliche Aufladung“ zusammen. Im Kontakt mit engen Freunden und Männern, bei denen du dich nicht beweisen musst, um dich akzeptiert und wertgeschätzt zu fühlen, schaffst du die Basis für eine reine Identität von Ich als Mann. Auf der Jagd nach dem großen Mammut hast du dich als Mann vor tausenden von Jahren in einer Männergruppe für Wochen in der Wildnis aufhalten müssen. Dort waren Eifersucht, Neid und Konkurrenz keine Zustände, wenn es um das Überleben der Gemeinschaft ging. Folglich musstest du dich auf deine Gruppe und deine Gruppe sich auf dich als vertrauenswürdiger Kumpel verlassen. In einer Situation ohne Konkurrenzdenken konntest du dein positives Selbst- und Körperbild auf ganz natürliche Weise akzeptieren, weil es keine Infragestellung dieser Aspekte gab. Bis vor wenigen Jahrhunderten hat sich daran nicht viel geändert, war doch der soziale Stand ausschlaggebend für unsere Selbstachtung und Position in der Gesellschaft. Ob dick oder dünn, stark oder schmächtig, waren untergeordnete Körpermerkmale ohne weitere Bedeutung. Durch den sozialen Stand ergaben sich auch gleiche Freizeitaktivitäten und Gemeinschaften, wodurch die Geschlechter weitestgehend unter sich blieben und der Kontakt zum anderen Geschlecht eine hoch interessante Begegnung mit dem Unbekannten gewesen sein muss. Das Mysterium Frau und sexuelle Spannung war bis in die 1920er Jahre noch so geheimnisvoll, dass damals Tanzshows mit nackten Beinen unterm Rock noch männliches Balzverhalten durch die Decke gehen ließen. Erschreckend ist, wie wir uns erst vor kurzer Zeit und dennoch so extrem dazu verdonnert haben, unseren Körper und unser Selbstbild in Frage zu stellen. In der wackeligen Unsicherheit unserer Erziehung und dem Druck von Frauen als maßgeblicher Einfluss in Erziehung und Heranwachsen, haben wir vieles, was uns noch vor kurzem natürlich gegeben war, fast vollkommen vergessen. In der Gegenbewegung zur männerdominierten Welt hat die Emanzipation der Frau gleich viele urtypischen und wichtigen Eigenschaften der Erziehung heranwachsender Männer weg geschwemmt. Es ist wichtig zu sehen, dass die Emanzipation der Frau richtig und gut ist, wir uns als Männer dennoch diese Räume wieder aufbauen müssen, um gesund leben zu können. Es geht dabei weniger um den Konflikt oder den Kampf der Geschlechter als viel mehr um die Verteidigung und Wahrung der Räume für persönliches Wachstum. Viele Bewegungen, Männergruppen und geschlechtsspezifische Konferenzen sind keine Zeugen einer Trennung, sondern Beweis für das Bedürfnis des gleichgeschlechtlichen Abgleichs. Selbst wenn du von der Nähe zu anderen Männern noch wenig hältst, lohnt es sich solche Gruppen oder Konferenzen zu besuchen. Alleine schon deshalb, weil auch du deinen „homophoben Hebel" nutzen kannst, um dich für einen Tag oder ein Wochenende so intensiv mit Männern zu umgeben, dass dich deine Angst vor Männern ganz automatisch zum anderen Geschlecht abstößt. Ich kann dir aus eigener Erfahrung versprechen, dass durch den Abgleich und Kontakt ganz automatisch dein Selbstvertrauen und dein Selbstbewusstsein wachsen wird und du ganz unmerklich deine Persönlichkeit ins richtige Licht entwickelst.

A womans best friend

Wenn du dich für längere Zeit in Pornos verloren hast, erlebst du sehr wahrscheinlich eine von zwei Situationen: Du hast nicht viel mit Männern, oder, du hast zu viel mit Frauen zu tun. Beides ist nicht gut für deine männliche Kraft. Erst unter Männern entwickelst du den Antrieb, der dich auf Frauen zugehen lässt und dir eine authentische Ausstrahlung auf sie verleiht. Wenn du zu viel mit Frauen zu tun hast, tendierst du sicher dazu, jede mögliche Partnerin zu einem Freund zu machen, nur um dich später zu wundern, warum sie nicht mit dir als guten Gesprächspartner, sondern mit dem Macho zusammen kommt, der sie nicht wirklich wie die Prinzessin behandelt. Obwohl für dich und andere offensichtlich ist, dass diese Beziehung nicht gut enden wird, fühlt sie sich von ihm angezogen. Wie kann das sein, wo du doch weißt, wie gut du sie doch verstehst? Weil ihre Entscheidung irrational ist. Denn sexuelle Anziehung einer Frau basiert auf emotionaler Spannung. Für Frauen wirkt sich emotionale Anspannung so aus, wie für dich der Anblick von nackten Brüsten. Nackte Brüste sind für dich als Mann erregend – keine Diskussion nötig. Das Drama und die emotionale Achterbahn von unabhängigen Männern, erzeugt Spannung bei einer Frau. Diese Spannung ist der Grund, warum unzählige Frauen ihren „Nice Guy“ für seine Empathie und weiblichen Werte als Freundin mit Penis lieben und am Ende doch mit dem unerzogenen Rebellen durchbrennen. Er, der unzuverlässig ist, anrufe nicht entgegen nimmt und immer wieder tagelang vom Radar verschwindet, erzeugt unendlich mehr emotionale Spannung im Gespräch mit der Freundin, als der immer verfügbare und weiche Typ, der für sie zwar wertvoll aber eben nicht reizvoll ist. Diese Spannung ist es, die sich bei Frauen in erotischer Anziehung ausdrückt. Das ist für das rationale Denken von Männern nicht einfach zu verstehen, weil es gegen die Grundregeln der weiblichen Erziehung geht. Woher kommen diese unterschiedlichen Funktionsweisen von männlichen und weiblichen Gehirnen? Meine Höhlentheorie ist diese: Der Mensch und seine Gehirnfunktionen haben sich in Jahrtausenden entwickelt. Wir leben zwar in einer modernen Zeit, als Abschnitt der gesamten menschlichen Entwicklung ist diese moderne Zeit jedoch nur ein minimaler Bruchteil einer über Millionen Jahre alten Entwicklungsgeschichte. Als wir vor Jahrtausenden in der Steinzeit in Höhlen lebten, gab es eine klare Aufgabenteilung: Die Männer gehen gemeinsam auf die Jagd, lernen und leben zusammen und sichern so das Überleben der Gemeinschaft, während Frauen in der Höhle blieben, um sich um das Überleben und die Pflege des Nachwuchses zu kümmern. Folglich waren Frauen damals auf die soziale Gemeinschaft in der Höhle angewiesen, während sie unter emotionaler Anspannung auf die Rückkehr der Männer warten mussten. Falls du dich jemals gefragt hast, warum Frauen den emotionalen Austausch benötigen, gemeinsam auf die Toilette gehen oder sich nach einer Trennung gegen einen Mann verschwören, hast du hiermit die Antwort gefunden. Frauen suchen Sicherheit in der Gemeinschaft und sind sexuell vom Drama emotionaler Anspannung angezogen. Der Typ, der nach wochenlangem Mammut Jagen zurück kam, war wild, frei und eben ein echter Mann. Die wahrgenommene Unabhängigkeit eines Mannes ist heute noch das, was ihn auf der emotionalen Ebene für eine Frau interessanter macht als seine rational begründbare Verfügbarkeit. Dieses harte Bild von Mann wird offiziell jedoch nicht mehr gewünscht und gilt lange als überholt und holzig. Dadurch entsteht ein bevorzugter Prototyp von Mann, der dem rationalen Ideal einer weiblichen Gesellschaft entspricht und gleichzeitig für seine fehlenden männlichen Werte verurteilt wird. Wille, Durchsetzungsvermögen, den eigenen Weg gehen. Das alles wird schwer, wenn man dabei gleichzeitig weich und aufmerksam, achtsam und brav sein soll. Männer, die keinen Vergleichswert zu einer Zeit vor dieser Lage haben, fehlt der Ansatzpunkt zur Orientierung, was denn eigentlich die richtige Art von Männlichkeit ist.

A mans best friend

Der einzig mögliche Abgleich hierzu ist der Austausch mit anderen Männern. So ist das Lernen und Arbeiten an gemeinsamen Zielen unter Männern heute wie damals essentiell für deine Männlichkeit. Die Weitergabe von Wissen und Fähigkeiten war im Überlebenskampf mit Naturgewalten, Raubtieren und ihrer Beute schon vor Jahrtausenden essentiell für den Fortbestand der Gruppe. Das Lernen von und mit Männern ein wichtiger Schritt für jeden heranwachsenden Mann, der irgendwann die Führung übernehmen musste. Hätte dieses System nicht funktioniert, wären wir heute nicht mehr hier. Folglich sind diese Muster keine Relikte aus vergangenen Jahrtausenden, sondern Eigenschaften, die tief in unseren Urinstinkten ein wichtiger Teil von Männern sind. Gleichzeitig wurde uns nicht selten das wilde Männliche abtrainiert. Die Lösung kann nur sein, unter Männern Gleichgesinnte zu finden, mit denen du wachsen kannst und deine Anerkennung und Wertschätzung erlebst, damit du in dieser Hinsicht von Frauen unabhängig wirst. Das geht nur mit einer Gruppe aus Männern, die dich fordern und fördern. Sicher hast du Freunde. Hast du aber auch Freunde für den real talk, für die echten Themen? Hast du eine Gemeinschaft an Männern, denen du deine dunkle Seite anvertraust? Die über deine Schwächen und Fehler bescheid weiß und deine Ängste und Süchte kennt? Verstehe das nicht falsch, deine Freunde sind wichtig. Freunde sind Freunde, weil sie dich kennen, wie du bist. Nur: wie sehr bist du du, wenn ihr euch seht? Wären deine Freunde überrascht, den Inhalt dieses Buches und damit ein Stück weit mehr dich zu kennen?

Wenn du wenig oder kaum Kontakt mit deinen Freunden hast, ist die Verbindung wahrscheinlich nicht sehr intim und vertraut. Das Problem mit deinen heutigen Freunden könnte sein, dass sie ein Bild von dir kennen gelernt haben, das nicht zu 100% der Realität entspricht. Wir Jungs haben alle das Problem unserer Entwicklung, in deren Verlauf wir nicht wirklich dazu ermutigt wurden, unsere Schwäche zu zeigen oder Fehler zu gestehen. Die Härte, die wir über Männlichkeit glauben entwickeln zu müssen, wurde irgendwann mit unserer natürlichen Ausstrahlung von Kraft verwechselt. Und weil keiner oder die wenigsten deiner männlichen Vorbilder aufmerksam für dich anwesend waren oder diese Kraft selbst von ihren Vorbildern in sich hatten, wurdest du weich und glaubst vielleicht heute eine unnatürliche Härte als Fassade tragen zu müssen, die zu einem unsicheren Ego wird. Deine Unsicherheit in diesem Zwiespalt lässt dir keine Wahl, als für eine lange Zeit jemanden darzustellen, der du nicht bist. Freunde, die vor allem mit und durch dieses falsche Ego zu deinen Freunden wurden, mögen dich heute für den, den du vorgibst zu sein. Es gehört entsprechend einiges dazu, jahrelangen Freunden die Wahrheit über deine Schwächen zu erzählen. Das erscheint für dein Gehirn sehr gefährlich und so ist es einfacher, darüber zu schweigen und irgendwie alleine klar zu kommen. Der Austausch mit anderen Männern ist jedoch extrem wichtig und ein großer Faktor für dein persönliches Wachstum, gerade in einer Zeit, in der du diesen Baustein deines Lebens ändern willst. Wenn du nur in deinem alten Freundeskreis bleibst, wird Veränderung nur schwer möglich. Du schaust nun in vielen Bereichen über den Tellerrand hinaus und alle Lebensbereiche werden sich dadurch verändern. Auch Freunde, die es natürlich gut mit dir meinen, haben unbewusst Angst vor Veränderung. Sie werden dir sagen, dass du gut bist wie du bist und dich nicht ändern musst. Was gut gemeint ist, ist vor allem komfortabel für deine Freunde. Denn wenn du dich veränderst, verändert sich möglicherweise auch ihr Leben mit. Und weil sie das nur ungern möchten, fällt es leichter, alles beim Alten zu belassen. Nun gibt es schon zwei Gehirne, die sich nicht verändern wollen. Ratschläge von Freunden sind aus dieser Sicht nie wirklich objektiv, wenn ihr Leben subjektiv ebenfalls von deinen Entscheidungen mit beeinflusst wird. Sie meinen das nicht schlecht für dich, sondern gut für sich selbst. Das ist gefährlich, wenn du von Pornos weg kommen möchtest.

Finde eine Männergruppe

Eine Männergruppe kann dir im Gegensatz dazu helfen, ein Katalysator für deine Veränderung zu sein. Ihnen gegenüber musst du kein gespieltes Bild von dir selbst vormachen. Du kannst sein, wie du jetzt bist und sie können dir helfen, der zu werden, der du innen schon immer warst. Das ist ein wunderbares Geschenk und wenn du in der Gruppe bist, wirst du auch ihnen bei ihrer Veränderung helfen. Du wirst für dein ganz individuelles Wissen geschätzt werden und stolz auf dich sein. In einer Männergruppe treffen wir uns, um uns über gemeinsame und unterschiedliche Männerthemen auszutauschen und eine Gruppe aus Freunden zu bilden, die nicht nur zusammen Fußball schauen und Bier trinken, sondern über die wichtigen Dinge des Lebens sprechen. Wir reden über Frauen, Sexualität, Abhängigkeiten und Befangenheiten, intime und schambehaftete Dinge und was uns sonst noch alles bewegt. Wir schaffen uns mit dieser Form von Offenheit einen Container, in dem wir uns als Männer gemeinsames Wachstum ermöglichen und eine Gemeinschaft bilden. Was sonst nur mit Schwulsein oder Verweiblichung abgestempelt wird, ist die komplette Klaviatur an Männlichkeit von zart bis hart. Durch die Gruppe bilden wir die Gemeinschaft, die dem Rudeltier Mann in die Wiege gelegt und lange vergessen wurde, aber deren ursprüngliche Funktion für unsere Entwicklung essentiell ist: Männer lernen von Männern. Wir helfen uns gegenseitig, schwierige Situationen zu erkennen, neue Lösungen für alte Probleme zu finden, uns in der Gemeinschaft wertvoll zu fühlen. Was eine Männergruppe für einen Mann bedeuten kann, spürst du, wenn du an die Sache mit dem Tor deiner Lieblingsmannschaft denkst. Es fühlt sich gut an, Männer im Rücken zu haben, die das Beste für dich wollen, dich motivieren und dir auch in den Arsch treten, wenn du neben der Spur bist. In deinem Prozess weg von Pornos sind Kameraden auf dem Weg eine große Bereicherung. Diese Phase deines Lebens mit anderen zu meistern ist sehr viel einfacher und effektiver als der Versuch, alles alleine zu machen. Auch wenn es dich anfangs etwas Überwindung kosten kann, rate ich dir eine Männergruppe für das Teilen deiner intimen Geschichten, Sexualität und dem Verhältnis mit Pornos. Dadurch wird dir auch klar werden, dass sehr viele Männer ein Problem mit Pornos haben oder durch deine Erzählung es erst erkennen. Dieser Abgleich wird dich in deinem Vorhaben stärken und dir das Bewusstsein geben, dass du mit deinem Problem nicht alleine bist. Du bist nicht auf der Welt, um es alleine zu machen. Andere Männer warten darauf, dir zu helfen.

KAPITEL 20

WASSER UND VOLLGAS

Trockenperiode und Stromausfall - damit ist nun Schluss. In deinem Reboot und Reset hast du deine Dämonen bezwungen, den kalten Entzug gemacht, Visionen und Ziele gefunden, deine Sexualität kalibriert und deine Männlichkeit entwickelt. Wenn du diese Kapitel nicht nur gelesen, sondern bearbeitet hast, gibt es keine Möglichkeit mehr in Masturbation und Pornosucht zurück zu fallen. Wenn du alles so gemacht und erlebt hast, ließt du wahrscheinlich nicht mehr dieses Kapitel, weil du mit dem Leben schon genug beschäftigt bist. Wahrscheinlich hast du jedoch nicht bei Kapitel 3.1 gestoppt und erst nach 3 Monaten weiter gelesen. Ich gehe davon aus, dass der Großteil deines Neustarts noch vor dir liegt. Wenn dir jetzt die Eier zucken und dein Gehirn meint, den einfachen Weg dem Entzug vorzuziehen, bist du nicht alleine. Aus diesem Grund handeln die nächsten Kapitel vom Mindset für den Neustart. Was sind die Wegbereiter für den erfolgreichen Neustart andere als die Entscheidung, es zu tun, Lust zu bekommen auf das echte Leben, den Wichser in dir zu erkennen und das Leben zu ficken, bevor es dich fickt?

If you get the inside right, the outside will fall into place.

Eckhart Tolle

IV. SOS

KAPITEL 21

GESTERN HAST DU HEUTE GESAGT

The Problem is you think you have time.
Buddha

Das war es. Die letzte Sektion steht an. Hier sind wir also. Am Ende angekommen. Du hast deinen Reboot durchgezogen, hast deinen Willen trainiert, bist aus der Komfortzone gegangen, hast neue Erfahrungen gesammelt. Da stehst du also. Ein ganzer Sack voller Energie. Was anfangen damit?

Das Einzige, was dich jetzt noch zurück halten kann, ist deine Angst. Angst ist einer der wichtigsten Schutzmechanismen der Natur. Er ist auch der Stoff, der in unserer Gesellschaft Amok läuft. Denn wo dein Gehirn ursprünglich auf die Reaktion auf das unmittelbare Umfeld optimiert ist, kommt dir heute jeder Gedanke über die Zukunft wie ein unlösbares Rätsel vor, indem dein Denken sich fest beißt. Aus unserer gesunden physiologischen Angst ist ein pathologischer Zustand geworden, bei dem wir uns körperlich auf Kämpfe einstellen, die nur in unserem Kopf stattfinden. Wo Menschen früher immer nur jetzt das beste aus ihrer Situation machen konnten, sehen wir heute alle Lebensstationen unserer Vorbilder und meinen, heute und immer die richtigen Entscheidungen für unseren gesamten Lebensweg treffen zu müssen. Statt der Fehlversuche und miserablen Niederlagen, sehen wir heute immer nur die Erfolgsmomente der großen Persönlichkeiten und meinen im Kontrast zu ihnen auf einer ziemlich wackeligen Safari des Lebens unterwegs zu sein. Und genau diese scheinbare Erfolgstransparenz anderer Leben gibt uns den Wunsch, die richtigen Entscheidungen treffen zu können.

Das Gefühl, immer jetzt die wichtigsten Entscheidungen für das ganze Leben zu treffen, lässt uns paralysiert in einem Zustand zurück, der uns handlungsunfähig macht. Statt im Jetzt zu handeln, will deine psychologische Angst die Entscheidungen der tausend kommenden Momente genau jetzt treffen. Weil das nicht geht, machen die Schranken in deinem Kopf dicht. Der einzige Ausweg für dein Empfinden ist die Schockstarre in diesem Moment. Du gehst einfach nirgendwo hin, hältst unangenehme Situationen aus. Das kann Jahre so gehen. Bis sich Umstände ändern. Denn wenn deine innere Welt versucht steif zu bleiben, zerfällt deine äußere Welt immer mal wieder. So ist der Lauf des Lebens. Und wer sich nicht aktiv verändern will, wird von der Natur verändert.

Rückblickend wirst du dann immer wieder feststellen, dass die besten Wendepunkte deines Lebens immer dann waren, wo Umstände dich in die Veränderung gezwungen haben. Dein Arbeitsplatz wurde gekündigt, du hast im Studium verkackt oder eine Freundin hat dich verlassen. Was anfangs noch als großes Leid wahrgenommen wurde, wird im Nachgang zu einer der Schlüsselstationen deiner persönlichen Entwicklung. Große Selbsterkenntnis, die Fähigkeit zum Neubeginn und die Lehren der damaligen Situation machen diese Veränderungen so wertvoll. Man könnte sagen, dass die Klebstellen deiner gebrochenen Persönlichkeit deinen Charakter letztendlich zu dem machen, der deinem Leben Tiefe gibt. In Japan werden Objekte über Jahrhunderte immer wertvoller, wenn Gebrauchsspuren von ihrer beständigen Qualität zeugen. Letztendlich ist es mit deiner Person genau so. Jeder Bruch, jede Narbe ist ein Beweis dafür, dass du gelebt hast. Jede Narbe gibt dir den Nachweis ein Leben gelebt zu haben, dass es wert war, zu leben. Obwohl wir das wissen, fallen wir zu oft in einen Zustand zurück, indem wir uns wünschen, dass die Umstände in unserem Leben irgendwann stabil bleiben. In dem sich nichts mehr verändert und wir anhalten können und einfach nur noch genießen. Dieser Wunsch wird zur Blockade, die unserem Willen für das Neue im Weg steht, wenn es darum geht, Veränderung aktiv anzugehen.

Entscheidungen für die Ewigkeit

Wie oft hast du schon Dinge in die Zukunft verschoben, von denen du wusstest, das sie jetzt eigentlich gut für dich wären? Wie oft hast du es dir in deiner sicheren Komfortzone zurecht gemacht, statt eine unangenehme Sache anzugehen und die guten Gefühle danach zu ernten? Und wie viele Dinge hast du bereits verpasst, weil sie irgendwann nicht mehr möglich waren und du es bereut hast? Entscheidungen sind oft unangenehm, denn ent-scheiden heißt sich gegen eine und für eine andere Option festlegen. Die Schwierigkeit in Entscheidungen ist, dass niemand wirklich sagen kann, ob sie gut für dich verlaufen werden. Das Leben ist einfach zu komplex dafür, Zufälle spielen immer wieder in deine Lebensplanung hinein und die Zukunft kann keiner kontrollieren. Wer legt sich da gerne auf eine Sache fest? So werden wir schnell zum Weltmeister im Verschieben. Je länger du wichtige Entscheidungen nach hinten verschiebst, umso schwerer liegen sie dir im Magen. Dein Körper sagt dir ganz genau, wann du eine Entscheidung treffen solltest und signalisiert es dir. Das fällt mir persönlich immer dann auf, wenn ich eine große Entscheidung getroffen habe und plötzlich spüre, wie leicht es in meinem Körper wird. Als hätte man ein unsichtbares Gewicht von meinen Schultern entfernt, kommt mir alles viel einfacher vor, als es in meiner Vorstellung war. Das Gegenteil dazu ist Schwere und Antriebslosigkeit, die du hast, wenn du keine Entscheidung triffst. Es ist mittlerweile bewiesen, dass jemand, der zu viel masturbiert hat, Einschränkungen in wichtigen Fähigkeiten, wie zum Beispiel beim Treffen eben dieser Entscheidungen, hat. Gerade weil du dich in der riesigen Auswahl von Pornos online nicht mehr nur für einen entscheiden musst, genießt dein Gehirn die Freiheit, sich nicht festlegen zu müssen. Schlecht wirkt sich das allerdings auf dein Leben aus, in dem echte Entscheidungen auf eine Option eine wichtige Rolle spielen. Entscheidungen, die du nicht triffst, lähmen dich wie eine Kugel am Bein. Das fängt bei den Rechnungen an, die du irgendwann vergessen hast zu bezahlen und endet bei großen Lebensentscheidungen, die Sterbende auf dem Totenbett bereuen.

Wie wäre es, davon auszugehen, dass jede Entscheidung eine gute Entscheidung ist? Schließlich ist das ganze Leben voller Weichenstellungen, von denen du eben nur jeweils eine wählen kannst und danach mit ihrer Konsequenz leben musst. Sicher, du kannst durch Kalkül und Vorüberlegungen die Chancen auf eine positive Zukunft einschätzen. Kontrollieren oder sicher stellen, dass die jetzige Entscheidung die beste aller Alternativen ist, kannst du jedoch nicht. Du akzeptierst also mit jeder Entscheidung bereits negative Umstände, die sie mit sich bringen könnte. Nun hast du sicher keinen Zweifel mehr daran, dass der Verzicht auf Pornos etwas Gutes für dich sein wird. Trotzdem versucht dein Gehirn alles beim Alten zu belassen und wird stark daran arbeiten, beim Gewohnten zu bleiben. Wie kann das sein, wo du doch weißt, dass auf der anderen Seite alles wartet, was du dir schon so lange wünschst? Für dein System ist es schwerer, das gewohnte Übel loszulassen und das ungewohnte Glück zu ergreifen. Auch wenn du ganz klar über die langfristigen Vorteile deines Porno Reboots weißt, gibt es einen Teil in dir, der vor genau dieser Veränderung Angst hat. Es sind in Wirklichkeit zwei Teile deines Gehirns, die in unterschiedlichen Zeiten der Evolution entstanden sind, die hier gegeneinander Kämpfen. Derjenige Teil, der um die langfristigen Vorteile einer Veränderung weiß, ist dein neuestes Gehirn. Es ist der präfrontale Cortex, ein junger Teil des Gehirns, mit dem wir rationalisieren, planen und analysieren. Er ist es, der aktiv ist, wenn wir bewusst über Handlungen und deren Konsequenzen nachdenken. Er ist auch der Teil, der die Idee hatte, dieses Buch zu kaufen. Er ist der Wichser, der dieses Buch schreibt. Der Teil, der die gewohnte Sache behalten will, ist dein limbisches System. Es ist ein alter Teil im Gehirn, welches Erinnerungen an Verhaltensweisen aufzeichnet, die angenehme oder unangenehme Erfahrungen hervorgebracht haben. Es entscheidet modellhaft zwischen zwei Modi, nämlich „gut für mich“ und „schlecht für mich“. Je länger du in einem Umfeld überlebt hast, umso eher sagt dieser Teil des Gehirns, dass es „gut für dein Überleben“ war -

vor allem dann, wenn du noch dazu jede Menge Glückshormone erhalten hast. Diesem Teil zufolge sind Pornos durchweg gut für dich. Folglich hast du jetzt zwei Teile in einem Gehirn, die im Gegensatz zueinander stehen. Der eine will sich für das Wegkommen von Pornos entscheiden, der andere tut alles dafür, um diese Veränderung nicht zu machen. Diesen Konflikt spürst du immer dann, wenn du handelst, wie du dir vorgenommen hast nicht zu handeln. Wenn du an einem Tag beschließt, von Pornos für immer weg zu bleiben und zwei Tage später wieder vor dem Bildschirm masturbierst, hat dein limbisches System gewonnen und dein Plan versagt. Was also tun?

Du musst den unsicheren Teil deines Gehirns von der positiven Seite deiner Veränderung überzeugen oder überrumpeln.

Sprenge dein Leben

Wenn du weißt, dass Blockaden dich in wichtigen Entwicklungsschritten in Sicherheit halten wollen, während sie dein Leben verschlechtern, musst du dein Leben in die Luft sprengen. Nein, kein Selbstmord. Du musst dich in Situationen begeben, die kein Zurück mehr zulassen. Das ist dann vielleicht nicht klug, aber schlau. Noch bevor du über Löwen nachdenkst, musst du dich im Käfig befinden. Noch bevor du über den Sprung nachdenkst, musst du schon im Fallen sein. Das sind die Situationen, in denen du die wirkliche Erfüllung findest. Diese Situationen sind es, für die dein Gehirn im unmittelbaren Umfeld optimiert ist, wo Instinkte die Führung übernehmen und deinen Körper zum optimalen Werkzeug machen. Wo Angst physisch Energie gibt statt psychisch zu blockieren. Es sind diese Momente, die Leute mit 280 Sachen über die Autobahn fahren, von Hochhäusern springen und mit Haien schwimmen lassen. Rohes, echtes Erleben im Vollkontakt mit deinen Sinnen. Es gibt keine andere Möglichkeit, ein spannendes Leben mit allen Glücksgefühlen und Adrenalin zu leben, und gleichzeitig den Komfort deines langweiligen Lebens zu genießen. Wenn du von zwanzig Airbags umgeben bist, macht schnelles Fahren nur halb so viel Spaß. Erst das Leben ohne Gurte gibt uns das Gefühl, das wir instinktiv versuchen zu vermeiden, obwohl es die tiefste Erfüllung für uns bereit hält, indem es unser Erleben auf den jetzigen Zeitpunkt kondensiert. Aus der Komfortzone gehen ist leicht, wenn du ein Warum dazu hast. Nitsche hat schon gesagt, dass jeder, der ein Warum zum Leben hat, jedes Wie ertragen kann. Mit anderen Worten: Wenn es dir darum geht, aus deiner Haut zu kommen, deine Grenzen kennen zu lernen und ein volles Leben zu führen, kannst du alle gesellschaftlichen To Do Listen von Haus, Auto, Familie und Frau hinter dir lassen und dich selbst zur Priorität Nummer eins machen. Dann kannst du den Tod in jeden Moment deines Lebens einladen, die Angst spüren und es trotzdem tun. Das ist die Erfahrung, die deinen Moment unsterblich macht. Alles Leben findet außerhalb deiner Komfortzone statt und alles, was von Wert für deine kurze Zeit auf dieser Erdkugel ist, liegt auf der anderen Seite deiner Angst. Der beste Coach ist das Leben. Was heißt das für Pornos? Mach genau das Gegenteil von früher. Lösche die Sammlung. Geh raus auf die Straße. Verbinde dich mit Menschen, Frauen, Sexualität. Nimm das Leben von hinten und nimm dir was du brauchst. Jede Zurückhaltung ist zwecklos, jeder Airbag nur eine Rationalisierung deiner eigenen Limitierung. Mach Schluss damit und fahre auf der Überholspur.

Von der Sprengung zum Chinaböller

Wenn du dich kurzfristig von alten Blockaden deines Lebens gelöst hast, kannst du langfristige Ziele angehen. Der wichtigste Schritt der Veränderung ist die Entscheidung und dein Commitment. Darin inbegriffen sind alle Schwierigkeiten, Herausforderungen und Hindernisse auf dem Weg dahin. Durch ein Commitment schließt du diese Schwierigkeiten in die Möglichkeiten deines zukünftigen Weges mit ein. Wer sich dazu entschließt, einen Berg zu besteigen, akzeptiert die Wadenschmerzen genau so wie die schöne Aussicht am Gipfel. Beide sind in der Entscheidung, den Berg zu besteigen, enthalten. Dich für eine Sache zu entschließen und nur die positiven Aspekte erleben zu wollen, ist kein Entschluss, sondern ein Wunsch. Wünschen macht dich passiv und nur selten erfolgreich. Nun ist ein langfristiges Commitment zu Beginn einer Sache gewaltig groß und dein Glaube daran noch nicht stark genug. Du musst deinen Glauben an langfristige Ziele stärken, indem du kurzfristige Erfolge erreichst. Denn langfristige Erfolge bauen sich aus kleineren Erfolgen auf. Kleine Erfolge auf dem Weg haben dann die Eigenschaft, auch dein ängstliches Gehirn mit den guten Gefühlen, die mit deiner Veränderung kommen, zu überzeugen auch die langfristige Veränderung anzunehmen. Du bringst dein System auf Spur und machst Veränderung möglich. Die erste Strategie ist daher, dir kurzfristige Ziele zu setzen, die auf deine langfristigen Ziele deuten. Wenn du an einem Marathon teilnehmen möchtest, aber noch nie wirklich Langlauf gemacht hast, ist es sinnlos nächste Woche die 42km Laufen als Ziel zu haben. Die Motivation mag vielleicht hoch sein. Sie wird jedoch wenige Tage später auf der Strecke bleiben. Wenn du dir jedoch morgen vornimmst, 3km zu laufen, wenige Tage später 5, dann 8, dann 10.... Du siehst wo das hin führt. Jedes Mal, wenn du die Teilziele erreichst, wächst mit den Erfolgen deine langfristige Motivation. Und damit wachsen deine Chancen, das große Ziel zu erreichen.

Wenn du dich nur auf die positiven Seiten deiner Veränderung konzentrierst, kann es leicht passieren, dass ein einziges negatives Erlebnis auf der Strecke zu deinem Stolperstein wird. Du brauchst eine Prise Realität, die dich davor beschützt, nicht bei der ersten Unwägbarkeit sofort die Orientierung zu verlieren. Anstatt nur die positiven Erlebnisse nach den Pornos zu visualisieren, musst du daher auch die herausfordernden Momente und schwierigen Situationen einplanen um ein realistisches Bild deiner Veränderung zu erzeugen. Statt deinem Ziel nur die positiven Eigenschaften zu sehen, denke dir Situationen und Momente hinzu, die eine Hürde oder ein Problem auf dem Weg darstellen. Sieh die Schwierigkeiten auf dem Weg und stelle dich innerlich darauf ein, dass sie auf dich zukommen werden. Mit deinen Plänen und Wünschen, Pornos hinter dir zu lassen, planst du durch realistische Hindernisse auf dem Weg demnach auch einen Plan ein, der mit diesen Hindernissen trotzdem zu deinem Ziel führt. Auf diese Weise wirst du von unangenehmen Umständen nicht überrascht sondern begrüßt sie als Teil der Herausforderung, die du bereits erwartet hast. So werden Herausforderungen zu Durchgangsstationen deines Erfolgs.

Entscheidungen sind immer jetzt

Den Entschluss, mit Pornos aufzuhören, triffst du jetzt. Du kannst dich nicht dazu entscheiden, morgen aufzuhören. Wenn es morgen ist, wird es jetzt sein. Entscheidungen in der Zukunft gibt es nicht. Entscheidung ist immer Jetzt. Du wirst dich in Jahren noch genau an den Tag erinnern, indem du den Entschluss getroffen hast, von Pornos weg zu bleiben. Es wird einer der Entschlüsse sein, die kein Zurück als Möglichkeit eingebaut hatten. Es wird eine Einbahnstraße sein, eine Entscheidung, die du in deinem ganzen Körper geglaubt hast und nicht nur mental als wohlklingende Absicht vor dir selbst konstruiert hast. Aller Veränderung ist die erste und einzige Voraussetzung deine Entscheidung. Gestern hast du morgen gesagt. Wann sagst du heute?

KAPITEL 22

DAS LEBEN WARTET AUF DICH

One day you will wake up & there won't be any more time to do the things you've always wanted. Do it now.
Paulo Coelho

Jedes Buch aus der Selbsthilfe-Abteilung kommt irgendwann an eine Grenze. Jede Steigerung von dem, was dich zum Handeln motivieren soll, findet irgendwann ein Level, an dem es rational nicht weiter kommt, an dem Weisheiten spirituell werden. Es ist diese: Du wirst sterben. Das ist sicher. Wann genau, das weißt du nicht. Und du wirst niemals heraus finden, wie alt du wirklich geworden bist. Wenn es vorbei ist, ist es vorbei. Wenn du morgen sterben müsstest, wie würdest du heute leben? Würdest du einen weiteren Tag faul auf der Couch verbringen, deine Zeit verschwenden und dich über Kleinigkeiten aufregen? Oder würdest du Menschen, die du liebst, mehr schätzen, die kleinen Momente genießen und in Liebe sterben?

Mich hat die Angst vor dem Tod als Art von Motivationsstrategie nie wirklich zum Handeln bewegt. Einerseits, weil mich der Gedanken an den Tod eher paralysiert hat. Warum sollte ich jetzt noch etwas tun, wenn ich morgen sterbe? Andererseits, weil der Gedanken an den Tod - auch wenn er jeden Moment eintreten könnte - einfach zu abstrakt ist, um ihn jetzt und dauerhaft ernst zu nehmen. Immerhin lebe ich ja noch, wenn ich das hier lesen kann. Sicher, es gibt Menschen, die ändern ihr Leben radikal ab dem Moment, an dem sie wissen, dass sie noch ein Jahr zu leben haben. Im Angesicht dieser zeitlichen Tatsache bekommt der Gedanke an den Tod eine Ernsthaftigkeit, die keine Zweifel am Schicksal zulässt. In dieser Situation entsteht eine messbarer Zeitstrahl mit definitivem Ende. Ein Betroffener kann in einem gesunden Egoismus für seine verbleibende Zeit bestimmen, was wichtig und was unwichtig ist. Schließlich ist der Rest seines Lebens auf ein Jahr reduziert. Kein Grund mehr für Zurückhaltung, keine Angst vor dem überraschenden Tod. Die reine Fantasie jedoch, diesen Tod nur zu visualisieren, um mich zu motivieren, ist zwecklos. Unser Gehirn ist ein Apparat, der unser Überleben sichern will. Wir können uns den Tod vergewissern und uns der Grenzen unseres irdischen Lebens bewusst werden. Unser Gehirn wird trotzdem in der Annahme leben, dass noch alles gut ist. So ernst ich mir die Sache auch bewusst mache, mein Gehirn nimmt es nicht so ernst. Wozu soll diese Motivationsstrategie gut sein?

Wie dumm wäre es anzunehmen, dass ein Mensch im Angesicht des Todes seinen Charakter grundlegend ändert? Deine Charakterzüge, Ansichten und Glaubenssätze sind über viele Jahre hinweg entstanden. Glaubenssätze heißen so, weil du sie glaubst. Jeder Selbsthilfe Guru will dir erzählen, dass du in deinem letzten Tag auf der Erde deine Persönlichkeit ändern könntest. Und selbst wenn du sie so schnell ändern könntest, welche ist denn eigentlich die richtige Persönlichkeit? Wie wäre mein Charakter, wenn er denn richtig richtig wäre? Alleine die Annahme, wie man richtig oder falsch lebt, ist schon ein fehlgeleiteter Gedanke. Wer bestimmt eigentlich, wann das Leben richtig gelebt ist? Die Art, wie man gut lebt ist eine Gedankenform, die dir die Medien über die Jahre hinweg eingetrichtert haben. Und weil sie so gut darin sind, dir Produkte zu verkaufen, die die Lösung für die Diskrepanz zwischen deinem jetzigen Zustand und dem „Optimum" sind, hast du ständig das Gefühl, dass da ein besseres Leben auf dich wartet. Die anderen leben ja, während du einfach nicht gut genug bist. Diese Strategie baut dir von Kindheit an ein kleines Männchen in den Kopf, das dich und dein Leben ständig hinterfragt. Könntest du besser, schöner, reicher, erfolgreicher, selbstbewusster sein? So, wie die anderen? Es ist einfach nie genug.

Die Aasgeier dieser schlechten Gefühle sind scheinheilige Coaches, die dir erzählen wollen, wie du endlich endlich endlich so wirklich wirklich wirklich leben kannst. Dein Wissen und die entstandene Unsicherheit, dass es zwischen deinem jetzigen Leben und einem anderen Leben Millionen von Möglichkeiten und Variationen geben kann, macht dich anfällig für die Fragen der Gurus. Ich habe ein mal vor Jahren für einen von ihnen gearbeitet. Seine Videos hat er oft damit begonnen, indem er gefragt hat, ob du „wirklich wirklich wirklich glücklich?" bist. Ob ich wirklich glücklich bin? Nein, ich hasse meinen Job manchmal, mein Freunde sind teilweise unausstehliche Arschlöcher, heute morgen musste ich kacken und mir selbst den Arsch putzen, gestern Abend habe ich ein Bier zu viel getrunken. Jetzt im Moment könnte mein Leben besser sein. Vor allem, wenn ich mir vorstelle, dass die ganzen geliebten Berühmtheiten aus dem Internet und dem Fernseher glücklich sind, während sie grüne Smoothies trinken und ihre Scheiße nach Rosen riecht. Verglichen mit den tausenden von Wegen, die mein Leben hätte gehen können, ist mein jetziger Zustand irgendwie der deprimierendste. Etwas Abwechslung wäre gut. Mal am Strand von Kuba arbeiten. Mal ein Jahr gar nichts machen und dabei trotzdem reich werden. „Ich müsste nur mal etwas ändern“. Und wie bestellt verspricht dir genau dieser Typ im Internet, dass das endlich wahr werden kann. "Du brauchst nur diese eine geheime Zutat und dein Leben hebt ab.“ Du musst nur seine E-Mails lesen und irgendwann sein Buch kaufen, dann sein Seminar besuchen. „Lebe endlich“. So oder so ähnlich heißt sein Programm. Seine Nachrichten treffen genau in die richtige Stelle deiner mentalen Wunden. Er spricht dir aus dem Herzen.

Das Problem ist der Glaube an ein lebensveränderndes Ereignis, das im Moment passiert, wenn die wirkliche Optimierung deines Lebens im Prozess begründet ist.

Wenn du über Jahre hinweg Pornos geschaut hast, vergrößern solche Nachrichten dein Leiden. In deiner festgefahrenen Situation motiviert dich eine Nachricht wie „Lebe endlich“ natürlich. Was du jedoch mit überschüssiger Motivation machst, ist oft eine Übersprungshandlung in deine Hose. Dort lässt du die Stimulation und die Energie ab, die du hättest nutzen können. Das High von gerade eben ist verflogen und deine Gedanken auf dem Boden deiner persönlichen Tatsachen gelandet. Dein Zustand ist jetzt gerade oft schlechter als zuvor. Diesen Verlauf kennst du bereits aus Pornos. Dort verpufft die geile Aufregung nach wenigen Sekunden der Ejakulation in gemischte Gefühle aus Scham und Hilflosigkeit. Aufregende Sensationsmeldungen sind genau das falsche für ein Gehirn, das sich über Jahre an heftige Impulse und aufregende Neuigkeiten gewöhnt hat. Jedes Motivationsvideo wird so schnell vergleichbar mit einem Porno. Es hat eine sehr kurze Wirkzeit, bis du das nächste Video benötigst, um die Motivation aufrecht zu halten. Auf diese Weise bleibt in deinem Kopf alles beim Alten. Der Kreislauf ist der gleiche. In Realität bewegt sich nichts. Sensationsmeldungen sind dazu gemacht, deine Aufmerksamkeit zu erlangen. Einfach deshalb, weil dahinter jemand steckt, der dir etwas verkaufen möchte. Deine Aufmerksamkeit ist daher das Ziel jeder Marketing Aktion. Folglich müssen auch die Neuigkeiten so gewaltig sein, dass sogar ein Gehirn, das schnell von einem zum anderen Kanal hin wechselt lange genug unterhalten wird, damit am Ende gekauft wird. Was du jedoch benötigst, ist nicht die nächste Sensation. Du brauchst eine Vision, die auf lange Sicht funktioniert und dir zu einem glücklichen und vollen Leben verhilft. Was du benötigst, ist eine neue Sicht auf dein Leben.

Stelle dir dein Leben als einen Turm aus Lego-Steinen vor. Da, wo du heute stehst, ist die Spitze deines Turms und du befindest dich in deinem aktuellen Baustein. Die Vergangenheit ist der gesamte Turm unter dir. Jedes Lego stellt eine kleine Szene oder Geschichte deines Lebens dar. Der unterste Stein ist deine Geburt, danach folgen Bausteine aus Kindergarten, Grundschule, Jugend und allen Stationen, die dazwischen liegen. Du bist ein mal als Kind in einen Teich gefallen? Das ist ein Baustein. Du hast ein mal einen Pokal gewonnen? Ein Baustein. Du hast den Schulabschluss bestanden, hast studiert, eine Ausbildung gemacht, die erste Freundin kennen gelernt, Sex gehabt, Erfolge gefeiert. Jedes mal ein Baustein. Jeder Baustein hat seine eigene Farbe und in ihm befinden sich Momente, an die du dich erinnerst, gespeichert als eine Art Aufnahme aus allen Sinnen in Bild, Ton, Geruch, Geschmack und Gefühl. Was du "Dein Leben“ nennst, ist eine Aneinanderreihung von Geschichten, die du dir über dich selbst erzählst. Dein Ausblick auf deine Zukunft ist eine logische Fortführung dieser Geschichten von deinem jetzigen Standpunkt aus betrachtet.

Alles, was du heute weißt, ist in den Erfahrungen begründest, die du in allen bisherigen Bausteinen machen durftest. Deine Zukunft ist daher eine Geschichte, zusammengesetzt aus deinen bisherigen Erfahrungen. Sie ist ein Resultat aus Rückschlüssen über deine bisherigen Legosteine, die sich über die Zeit hinweg in Glaubenssätze manifestiert haben. Einer der Lego Bausteine beinhaltet vielleicht die Situation in der du als Kind in einen Teich gefallen bist. Folglich wirst du in der Zukunft einfach kein guter Schwimmer sein. Du hast seitdem Angst vor tiefem Wasser. Der andere Lego Stein birgt die Geschichte einer Freundin, die dir mit einem besten Freund fremd gegangen ist. Seitdem bist du eifersüchtig, sobald eine Freundin von dir mit einem anderen Mann redet. Dein Gehirn hat aus den Erfahrungen vergangener Geschichten gelernt und aus seinem Bedürfnis nach Sicherheit heraus Regeln aufgestellt, die schlechte Gefühle vermeiden sollen. Das Gefühl will in erster Linie dein Überleben sichern. Viele Legosteine bestehen daher auch aus kleinen Gewohnheiten, die über die Zeit hinweg zu großen Eigenschaften von dir geworden sind. Sie addieren sich und bestimmen maßgeblich, wie du heute lebst. Putzt du täglich zwei mal deine Zähne? Das ist auch ein Legostein. Die Art und Weise, wie du mit Rückschlägen und gescheiterten Plänen umgehst, ob und wie du deine Ziele verfolgst und ob du sie überhaupt erreichen willst, das sind ebenfalls Lego Steine. Alles, was du heute tust, ist optimiert auf das Leben, das du heute führst.

Nun sind Pornos und der damit verbundene Lego-Stein ein vergangener Teil deines Lebens. Die Art und Weise, wie du deine Zukunft siehst, deine Vorstellung von Lebensglück und Erfolg bei Frauen beispielsweise, wird durch diesen Baustein wesentlich beeinflusst. Du stellst dir vielleicht vor, dass das Leben immer so bleiben wird. Du hast vielleicht Angst, nie wirklich die Frauen ansprechen zu können, für die du dich wirklich interessierst. Vielleicht wirst du immer wieder in deiner Fantasie leben während alle anderen um dich ein erfülltes Sexleben haben. Aus der Vergangenheit hast du ja bereits gelernt, dass diese Dinge heute so sind, weil es damals so war.

Die Wahrheit über die Vergangenheit ist, dass sie im Angesicht deines Todes keine Bedeutung mehr hat. Dass sie nur noch eine Erinnerung an frühere Momente ist, sowie deine Zukunft ein Produkt deiner Fantasie ist. Den Legoturm gibt es in Wirklichkeit nicht. Sie sind alles nur Fragmente verschwommener Erinnerungen, gespeichert in deinem Gehirn. Vergangenheit und Zukunft sind eine Gedankenform, die dir eine Art innerer Sicherheit geben, dass du wirklich lebst. Der Gedanke, dass deine Zukunft ist, wie du dich heute fühlst, macht die Sache gefährlich. Wenn du in einem schlechten Zustand bist, du einsam und frustriert nach einer Porno Session in deiner Wohnung sitzt und das Leben gerade mies ist, siehst du deine Zukunft auch so: mies. Jedes mal, wenn du dir die Zukunft in einem Extrem vorstellst, entsteht eine Lücke zwischen da, wo du jetzt bist und dort, wo du hin willst. Wenn dieses Vakuum nicht mich Handlungen und Willen gefüllt wird, entsteht daraus ein unüberwindbarer Krater. Das Gehirn auf Pornos ist Spezialist dieser Achterbahnfahrt der Emotionen. Der Preis dafür ist die Unzufriedenheit, die an dir nagt, wenn du denkst dich verändern zu müssen, aber nicht kannst.

Die Wahrheit über die Zukunft ist, dass du nicht wissen kannst, wie sie aussieht. Das, was du beeinflussen kannst, sind die Faktoren um dich herum. Einzelne Tage sind die Bausteine deiner Jahre. Wie du jeden einzelnen Tag verbringst, bestimmt auf lange Sicht, wie deine Zukunft wird. Machst du jeden Tag etwas Sport? Dann wirst du auch in Zukunft sehr wahrscheinlich fit sein. Führst du einen Haushaltsplan über deine Finanzen? Dann wirst du in Zukunft auch gut mit Geld umgehen können. Isst du jeden Tag Zucker, rauchst Zigaretten und trinkst Cola? Wie wird dich das langfristig in deiner Lebensqualität beeinflussen? Masturbierst du jeden Tag mehrfach auf Pornos? Wie wird dein Liebesleben so in 10 Jahren aussehen? Jede kleine Routine ist ein Teil deiner Tage, die langfristig dein Leben aufbauen. Wie das Leben aussieht, das du ohne Pornos bekommst, kann dir keiner genau sagen. Jede Vorschau wäre eine Geschichte, geformt aus persönlichen Erfahrungen. Was ich dir jedoch sagen kann, ist das: Der imaginäre "Lego Turm" eines jeden Menschen besteht aus bunten, teilweise völlig schief und schräg zusammen gesetzten Teilen. Teilweise fehlen Bausteine, teilweise sind sie gebrochen. Deine Pornosucht ist einer dieser Bausteine, die nicht ganz so wünschenswert aber nunmal da sind. Aber erinnere dich, der Legoturm ist nicht echt. Du kannst dich dazu entscheiden, dass diese Legosteine nicht mehr Teil deines zukünftigen Lebens sein werden. Dadurch verändert sich der Lauf deiner Zukunft maßgeblich. Du wirst größere Ziele haben, die Energie besitzen, diese Ziele zu verfolgen und zu erreichen. Du wirst proaktiv an deinem Leben arbeiten statt den Ideen anderer zu folgen. Du wirst die täglichen Gewohnheiten entwickeln, die in die Richtung deiner Träume zielen.

Statt deine Zukunft als diesen völlig geraden, schön angeordneten Turm aus langweilig gleichförmigen Legosteinen zu planen, kannst du dein Leben als Experiment sehen, als Erleben des Erlebnisses „Leben“. Dann kannst du Pornos als einen Abschnitt akzeptieren, der ein mal zu dir gehört hat, dich jedoch nicht mehr bestimmt. Du kannst dann prüfen, was Veränderungen mit dir bewirken kann und verschiedene Konzepte ausprobieren. Du wirst auf dem Weg deiner Berufung begegnen, deinen Sinn des Lebens finden, Menschen treffen, die du wirklich liebst und auf dem Weg vielleicht der Frau deiner Träume begegnen. Du wirst das Bedürfnis der Sicherheit und der Kontrolle über Ungewissheit gegen das spannende Abenteuer des Lebens tauschen. Dadurch wird die Zukunft aufregend und du wirst dich im Laufe der Zeit immer wieder verändern und neu erfinden.

Das Leben, das du bekommst, wird dann ein Leben sein, das sich nicht von dem unterscheidet, das du leben willst. Im Angesicht des Todes wirst du dann feststellen, dass das, was dich frei gemacht hat, ein Leben war, das keine Zeit für Gedanken an den Tod zu verschenken hatte. Dass der Versuch, dich mit dem Tod zu motivieren nur bei dem funktioniert, der weiß, dass er nicht wirklich lebt. Dass die Angst vor dem Tod nur dem gehört, der nie angefangen hat zu leben. Und wenn dich dann einer fragt „Wenn du morgen sterben müsstest, wie würdest du heute leben?“ du antworten kannst: „Genau wie heute.“

KAPITEL 23

DER WICHSER IN DIR

Du musst Dein Ändern leben.
Rainer Maria Rilke

Wenn du über Jahre hinweg Pornos geschaut hast, ist deine Aussicht auf Veränderung wahrscheinlich negativ. Vielleicht hast du schon das ein oder andere mal versucht, damit Schluss zu machen und hast dich nur Tage später wieder tief im Tunnelblick der Filme online erwischt. Oder du hast schon ein Mal einen großen Teil deiner Filmsammlung auf deinem Computer gelöscht, konntest jedoch nicht alle Filme restlos löschen. Du hattest zwar einen initialen Antrieb aber um es richtig durchzuziehen, hat dir die nötige Motivation gefehlt.

Wenn du dieses Buch ließt, muss es einen Teil in dir geben, der gerne auf Pornos masturbiert und einen Teil, der damit aufhören will. Wenn du vor dem Porno schauen heiß auf Pornos bist und dich danach schlecht fühlst und dich verändern willst, scheint es so, als gäbe es zwei Personen in dir: Der Held und der Wichser.

Der Wichser möchte, dass alles bleibt wie immer. Er hat Angst vor Veränderung und möchte einfach nur in Ruhe und zufrieden seine Pornos schauen. Der Held möchte anders sein, als du jetzt bist. Er ist sich der unendlichen Möglichkeiten des Lebens bewusst und weckt dich in der Nacht auf, um ab 3 Uhr morgens über die Dinge nachzudenken. Er ist die Stimme im Hintergrund die dir sagt, dass da ein besseres Leben auf dich wartet. Der Held, deine Seele, Berufung, Gott oder wie immer du sie nennen willst, klopft an der Tür.

Der Wichser in dir scheint von beiden derjenige zu sein, der in deinem Streben nach mehr immer und immer wieder gewinnt. Er ist der Süchtige in dir. Er hilft deiner Angst dich von deiner höchsten Berufung abzuwenden und dich in Kleinlichkeiten zu verlieren. Ablenkung. Widerstand. Ersatzbeschäftigung. Alles, damit du dich nicht mit der größten Version deiner selbst konfrontiert siehst. Der Wichser in dir ist süchtig, weil es einfacher ist, einem Stoff zu erliegen, statt deiner Bestimmung zu folgen. Deiner Bestimmung folgen bedeutet Arbeit und Arbeit erscheint dem Wichser besonders schwer. Dein Leben wird dann zu einem Schattenleben, in dem du immer nur die schlechte oder falsche Version deiner Träume bekommst. Aus dem Roman wird ein Fresszettel, aus dem großen Aufritt ein Konzert im Keller, aus der Modellkarriere hundert Selfies auf Instagram. Schattenkarrieren, die dich beschäftigt halten und dir vorgaukeln, „es“ wirklich zu leben. Der Wichser in dir inszeniert dadurch sein eigenes Leid. Ihm ist die Geschichte um sein persönliches Versagen wichtiger als die Anerkennung für seine echte Arbeit, die auf ihn wartet. Eine egoistische Art, dich von deiner eigentlichen Bestimmung unter dem Deckmantel von Beschäftigung im Kampf gegen innere Dämonen abzulenken. Dabei ist der Aufwand an Energie für dieses Schauspiel genau so hoch wie die Energie die es benötigt, um seiner eigentlichen Bestimmung zu folgen. Dadurch enthält die Leidensgeschichte die verschlüsselte Nachricht deiner eigentlichen Bestimmung bereits in sich. „The fear ist the wish", so nannte es Fritz Pearls. Wo die Angst liegt, da liegt der Schlüssel zu deinem größten Ich. Stattdessen badet der Wichser in der Aufmerksamkeit für seine Leidensgeschichte. Die verschafft ihm nämlich diejenige Anerkennung, die er sich von seiner eigentlichen Arbeit verspricht. Nur eben, dass diese nie echt und schal ist, weil sie nicht für sein wirkliches Schaffen gegeben wird, sondern nur ein Gesehenwerden für sein nicht-schaffen ist. Das macht Schattenkarrieren, Versagen und Leidensgeschichten so attraktiv: Anerkennung und Beachtung für deine Fehler. Wunden lecken alter Verletzungen. So wird der Wichser süchtig nach Versagen, Sex, Pornos. Nach Ablenkung jeder Art.

Der Wichser in dir nimmt paradoxerweise seinen Kampf mit sich selbst sehr ernst. Dadurch platziert er sich in eine Reihe von Leidensgenossen, was die Gefahr mindert, er selbst und dadurch anders als andere zu sein. Weil er dabei vergisst, dass er von Natur aus schon anders als andere ist, bleibt er ewig wie andere und ist dadurch nie er selbst. Der Wichser gewinnt immer, du hast wohl keine andere Wahl. Was du heute nicht willst - die schlechte Angewohnheit, Lebensumstände, Beziehungen - sind genau das, wofür du dich jeden Tag erneut entscheidest. Wolltest du etwas anderes haben, dann hättest du es. Das skurrile dabei ist, dass die Angst davor, der zu werden, der du sein willst, völlig unbegründet ist. Denn die, die ihr authentisches Ich bereits leben, werden dich dafür beglückwünschen, während die, die bleiben wollen, wer sie nicht sind, dir neidisch folgen werden. Die Angst vor der Ablehnung unserer Nächsten ist eine Geschichte des Wichsers in dir.

Der Held in dir weiß, dass seine Arbeit leicht wird, sobald er eine echte Entscheidung getroffen hat. Er nimmt sein Ego zurück und macht sich an die Arbeit. Er arbeitet nicht für die Außenwelt, sondern für seine innere Berufung. Ihm ist der innere Wert seiner Arbeit wichtiger als die Anerkennung von Außen, denn durch wertvolle Arbeit fühlt er sich wertvoll und bekommt diesen Wert im Außen gespiegelt. Der Held in dir kennt seine innere Stimme und folgt ihr. Der Held in dir singt sein Lied, malt sein Gemälde, schreibt sein Buch, auch in der Angst, dass sie niemals jemand hören, sehen oder lesen wird. Seine innere Haltung schafft jedoch seine Chance dafür in der realen Welt, während der Wichser für immer auf den plötzlichen Erfolg über Nacht hofft.

Hast du dich also dazu entscheiden mit Pornos aufzuhören? Dann stärke deine gute Seite. Nimm eine innere Haltung ein, sei dein Held und sei stolz auf dich. Aus diesem Stolz wächst dann das gute Gefühl, dass dir weiter auf dem Weg hilft, zu dem Leben, das du wirklich willst. Solche Entscheidungen sind selten. Es ist leichter, eine schwache Entscheidung zu treffen und das Scheitern als Möglichkeit gleich einzubauen. Es ist einfacher zu sagen „Ich wollte ja schon so oft aufhören aber ich hatte einfach zu viel Stress" als zu sagen „Meine Bedürfnisse sind oft stärker als mein Wille aber ich arbeite daran".

Wen lässt du gewinnen? Keinen von beiden. Denn beide sind du. Es gibt keine zwei Persönlichkeiten, kein Wichser und Held, die in dir um das streiten, wozu du dich als Ganzes jeden Tag erneut entscheidest. Deine Sucht nach Pornos ist eine Entscheidung. Ebenso ist es eine Entscheidung, damit aufzuhören. Wie kann es sein, dass du weißt, was du tun solltest, es aber nicht tust? Es ist deine Wahl, welcher Teil in dir die Leitung für dich als Einheit übernimmt. Diese Entscheidung auf einen späteren Moment zu verschieben, ist eine Lüge des Wichsers in dir. Der Held fängt immer jetzt an.

KAPITEL 24

DER FILM DEINES LEBENS

If you're going to try, go all the way.
Otherwise, don't even start.

If you're going to try, go all the way.
This could mean losing girlfriends,
wives, relatives, jobs and
maybe your mind.

Go all the way.
It could mean not eating for 3 or 4 days.
It could mean freezing on a park bench.
It could mean jail,
It could mean derision, mockery,
isolation.

Isolation is the gift.
All the others are a test of your endurance,

of how much you really want to do it.
And you'll do it.
Despite rejection and the worst odds.
And it will be better than anything else
you can imagine.

If you're going to try, go all the way.
There is no other feeling like that.
You will be alone with the gods
and the nights will flame with fire.

Do it, do it, do it.
Do it.
All the way.
All the way.

You will ride life straight to
perfect laughter.
It's the only good fight
there is.

– Charles Bukowski, Roll the dice

Sterbende beschreiben ihr Leben auf dem Totenbett oft wie einen Traum. Es ist passiert. Was wie eine seichte Annahme klingt, ist Beweis dafür, dass es aus heutiger Sicht keinen verlässlichen Nachweis mehr gibt, dass sie wirklich da waren. Alles nur ein Traum? Alles nur Erinnerung. All die Chancen, alle Erfahrungen und der fehlende Mut. Das, was Sterbende bereuen, in ihrem Leben nicht getan zu haben, können wir abschätzen, ohne eine Studie darüber gelesen zu haben. Offensichtlich gibt es einen Teil in mir, der genau weiß, dass ich mehr sein kann, als ich gerade bin. Mein Bauch sagt, ich soll leben. Mein Kopf will überleben. Die Kontrolle nicht verlieren. Die Kontrolle über was?

Wie oft leben wir in dem Glauben, dass ein großer Moment in der Zukunft liegt. Wie oft vergessen wir, dass zwischen heute und Zukunft keine Zeit liegt. Wenn der große Moment passiert, wird es Jetzt sein. Das ist die Essenz der Weisheiten aller großen Gurus. Trotzdem sind wir immer wieder begeistert, wenn wir diese Erkenntnis für einen Moment lang nicht nur mit dem Verstand zerkauen, sondern in unserem Körper erleben. Auf einen großen Moment später zu tippen, ist nichts anderes als eine Verschiebung des Jetzt auf einen späteren Zeitpunkt, an dem es jetzt sein wird. Was in Zukunft auf uns wartet, ist eine Fata Morgana. Es ist die Vision eines Endpunkts, an dem wir uns bleibendes Glück erhoffen. Wenn wir dort ankommen, wartet bereits die Nächste auf uns. Der heutige Zeitpunkt ist immer ein Standpunkt, von dem aus wir losgehen und uns die Zukunft ausmalen. Und nie ankommen. Weil wir nie ankommen können. Ich will da drüben sein. Gleichzeitig kann ich nicht hier sein, wenn ich dann da bin. Wenn du weißt, dass alle Ziele doch nur Durchgangsstationen zum nächsten Ziel sind, könntest du den Weg genießen, statt das Ziel erreichen zu wollen. Dann könntest du die Schönheit des Seins entdecken und nicht mehr vom Hier und Jetzt weg laufen.

Was uns heute nicht leben lässt, ist der Glaube, die Zukunft planen zu können. Kontrolle über den Weg zum Endpunkt, der uns glücklich macht. Aus unendlicher Angst vor Fehlern kastrieren wir uns in eine Steifheit, die uns von jedem Erleben des Erlebnisses selbst abschneidet. Das Jetzt, das uns lebendig macht, opfern wir für ein Ziel, das uns nicht glücklich machen kann. Das Leben auf später zu verschieben ist eine Entschuldigung für meinen leblosen Alltag von heute. Die Illusion, dass es eine richtige Art zu leben gibt, schneidet uns vom gelebten Leben ab. Der Versuch, richtig zu leben, ist eine Illusion von Kontrolle, die uns im Denken gefangen hält. Wer hat eigentlich bestimmt, wie man richtig lebt? Wo wir als Kinder unbegrenzte Freude versprüht haben, hat uns unsere Erziehung klar gemacht, dass das nicht gut ist. Schließlich sollen wir den Verstand nicht verlieren. Der ist wichtig, um die Zukunft zu kontrollieren. Mit der Zeit hat sich die Angst, dass Freude negative Konsequenzen hat, in uns manifestiert. Wir vergessen, wer wir wirklich sind und werden dafür belohnt. Eltern, Noten, Lob und Strafe zwingen uns dazu, das Wilde in uns zu begraben und vorzugeben, jemand zu sein, der den Erwartungen entspricht. Den Drang der Wildheit haben wir dem Bedürfnis nach Sicherheit unterstellt. Warum die Sicherheit für Spannung aufgeben, wenn sie uns ein sorgenfreies Leben vorgaukelt? So wird unser Instinkt zur Inszenierung die unter der Angst des Unsicheren nur im Käfig heraus gelassen wird. Wir fangen an zu lügen. Eine Strategie, zu bekommen, was wir wollen, ohne danach zu fragen. Aus dieser Strategie wird der Käfig, indem wir gefangen sind, weil wir uns mittlerweile selbst belügen. Wir arbeiten lange an dem falschen Selbstbild, das zum Ego wird. Wir werden von Menschen gemocht, die das Bild lieben, das wir vorhalten. Wir versuchen alles zu sein, was von uns erwartet wird. Versuchen in die Welt zu passen, indem wir etwas werden, das wir nicht sind. Das zu ändern ist gefährlich. Es würde heißen, jede Beziehung zu riskieren, die mein falsches Ich mag. Die neu entscheiden muss, ob sie mein wahres Ich auch liebt. Besser so bleiben wie ich mich gebe, als der zu sein, der ich wirklich bin. Der, der ich bin, wird nicht mehr gebraucht. Den Gedanken bis zum Todestag zu Ende gedacht macht mir klar, dass das ganze Leben ein einziges Schauspiel sein kann. Ein Schauspiel vor anderen und vor mir selbst. Eine Vermeidung von allem, was sein könnte. Ein riesiges Kino. Kurzfilme meiner Angst.

Wir vergessen dabei, dass unser Leben in Wirklichkeit kein Schauspiel ist. Es gibt keinen Regisseur, der uns Anweisungen geben kann. Keinen Visagisten, der uns immer gut aussehen lässt. Keinen Doppelgänger, der die Hauptrolle übernimmt. Es gibt Tage, da fühle ich mich wie die Hauptrolle. Es ist, als könnte ich neben mir stehen und sagen „Ja, das ist er. Er lebt.“. Wie ein tiefes Brummen in mir, das weiß, dass mein Erleben gerade im Einklang mit dem ist, was meine Natur verlangt. Es gibt Tage, Wochen und Monate, da bin ich diese Version nicht. Da warte ich, verstecke mich vor Möglichkeiten, halte mich zurück und ziehe mir die Plastiktüte über den Kopf. Aus der Erkenntnis meiner festgefahrenen Situation wird Wut, die sich auf die Umstände um mich überträgt. Besser auf andere wütend sein als einzugestehen, dass ich paralysiert vor Angst neben mir stehe aber mich nicht sehe. Es ist wie eine Trance in die ich mich entscheide zu gehen. Ich kann aus ihr heraus. Aber ich will nicht und bleibe.

In Momenten, in denen ich mit dem Tod konfrontiert bin, 10.000 Meter über der Erde fliege, mich selbst von oben sehe, wache ich aus diesem Schlaf auf. Mein Körper versteht für einen Augenblick die Vergänglichkeit der menschlichen Erfahrung. Überall um mich ist Liebe. Wo war sie die ganze Zeit? Wie konnte ich sie nicht sehen? Wie konnte ich mich selbst so lange in einer Situation gefangen halten, die jetzt wie ein schlechter Film wirkt? Im Angesicht des Todes macht weniger leben als ich es jetzt könnte keinen Sinn. Alles, was ich erlebe, muss ich ganz oder gar nicht tun. Das Leben findet nur an der Grenze zum Erlebnis statt.

Wem gehört meine Zurückhaltung? Einer Stimme in meinem Kopf, die nicht von mir ist. Alles nur Fantasie. Alles ein Schauspiel.

Wie würdest du bis hier hin über dein eigenes Leben urteilen? Hast du das gemacht, was du wolltest, alle menschlichen Erfahrungen gelebt? Oder ist dein Dasein Stellvertreter deiner niedrigen Durchschnittserwartungen? Wenn du jetzt stirbst, wäre das dein ganzes Leben gewesen. Alles, was du nicht gemacht hast, aus Angst, Zurückhaltung, Befangenheit, würde im ewigen Vergessen des Universums verpuffen. Ob du es getan hast oder nicht - beides ist nicht mehr. Nur noch eine Geschichte über dich, die dich nicht mehr interessiert. Und deshalb niemanden mehr. Schlimm ist nicht, dass du heute vielleicht nicht den besten Tag deines Lebens hattest. Schlimm ist nicht, was du im Rückblick alles verpasst hast. Schlimm wäre nur, heute nicht die beste Version deiner selbst gewesen zu sein. Aus Angst davor, dich so zu zeigen, wie du wirklich bist. Das schlimmste, was deinem Leben passieren kann, wäre heute mit dem Gewissen ins Bett zu gehen, keinen großen Schaden angerichtet zu haben, um beim letzten Atemzug deines Lebens heraus zu finden, dass in deinem Leben nie wirklich irgendwas von Bedeutung passiert ist.

Das wäre es also gewesen. Dein ganzes Leben. Ein einziges Schauspiel vor dir selbst. Mit dem einen Nachteil: Es gibt keine zweite Chance für den ersten Take. Dieses Leben ist keine Generalprobe. Go all the way.

GRATIS

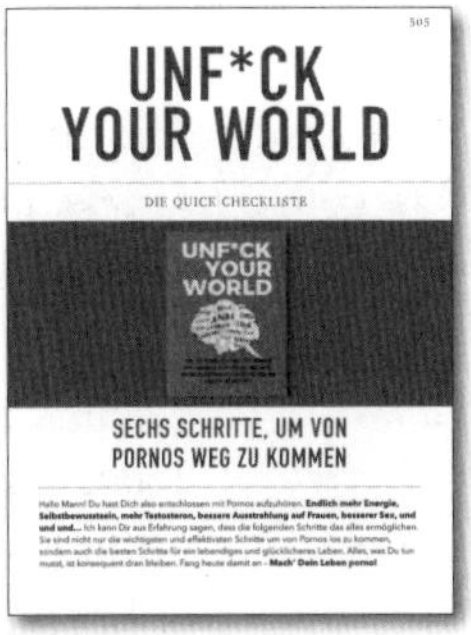

Exklusiv für unsere Buchkäufer die Checkliste:

»Sechs Schritte, um von Pornos weg zu kommen«

von Pascal Gabriel

Lösen Sie diesen Gutschein-Code auf unserer Website www.lebe.jetzt ein …

PG1TBCJUX

… und erhalten Sie diese Checkliste kostenlos als E-Book in den Formaten PDF, E-PUB und Kindle.

Weitere erotische Ratgeber

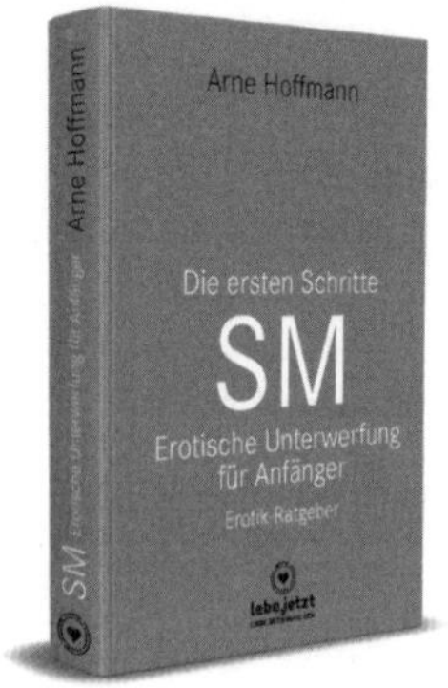

Arne Hoffmann
Die ersten Schritte SM

»Die ersten Schritte SM« richtet sich an absolute Neulinge in der Kunst der erotischen Unterwerfung. Wenn du noch nichts oder nur wenig über solche Praktiken weißt und Fragen hast, dann liegst du mit diesem Ratgeber genau richtig. Schritt für Schritt führt er dich in eine ebenso faszinierende wie erregende Welt. Er zeigt dir, wie du am besten vorgehst, damit SM-Spiele für dich und deinen Partner eine großartige Erfahrung werden, die euch beide glücklich macht.
Neben vielen Informationen und Tipps findest du auch einen Neigungsfragebogen für SM-Spiele, der dir und deinem Partner hilft, eure Wünsche auf einen Nenner zu bringen.

Herzliche Grüße, Arne Hoffmann

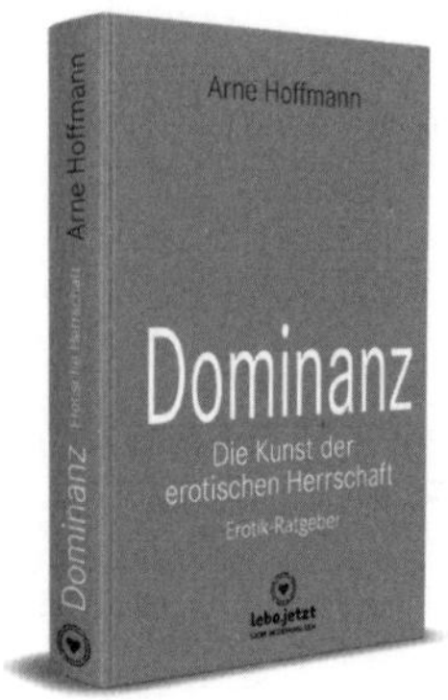

Arne Hoffmann
Dominanz

Wie gehst du am besten vor, wenn du deinen Partner zu deinem Sklaven machen möchtest? Mit welchen Techniken wirkst du auf erregende Weise dominant? Wie kannst du deinen Partner am raffiniertesten demütigen und bestrafen? Und worauf musst du achten, um ungewollte Schäden zu vermeiden? Die Antworten auf all diese Fragen findest du in diesem Buch – und viele Ideen für fantasievolle Erniedrigungen gibt es dazu. So lernst du Schritt für Schritt die Kunst der erotischen Herrschaft und gestaltest aus der Unterwerfung deines Partners ein erregendes Erlebnis für euch beide.

Herzliche Grüße, Arne Hoffmann

Weitere erotische Ratgeber

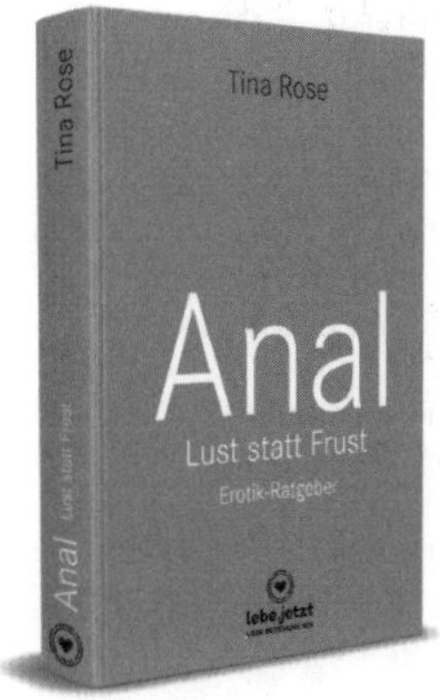

Tina Rose
Anal - Lust statt Frust

Wild, verrückt und durchgeknallt ...

Egal welch Mauerblümchen du nach außen hin auch sein magst, tief in dir hast auch du eine animalische Seite.

Analverkehr ist die Chance, deine wilde Seite auszuleben und dich von den Fesseln der Gesellschaft zu befreien.

Lass uns gemeinsam Lust statt Frust und diese animalische Seite des Lebens spüren ...

Deine Tina Rose

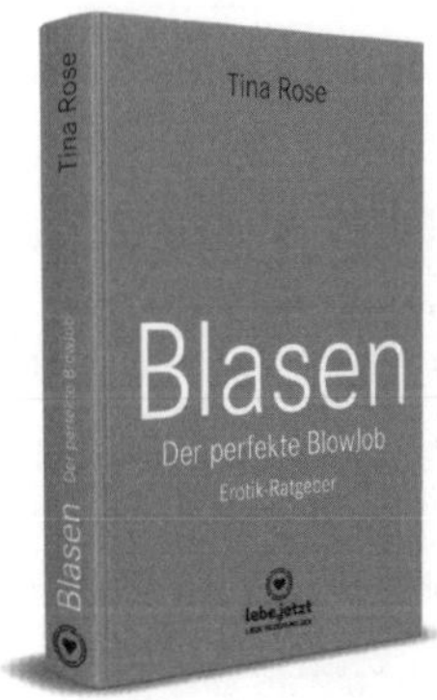

Tina Rose
Blasen - Der perfekte Blowjob

Alle Männer lieben einen guten BlowJob.

Daher freue ich mich darauf, dich auf eine Reise zum perfekten Blowjob zu entführen.

Denn eine Frau, die die Kunst des Blasens richtig beherrscht, kann ihrem Partner unglaubliches Vergnügen bereiten.

Netter Nebeneffekt:
Ein Kerl, der dich als BlowJobGöttin kennenlernt, wird dir aus der Hand fressen ...

Deine Tina Rose

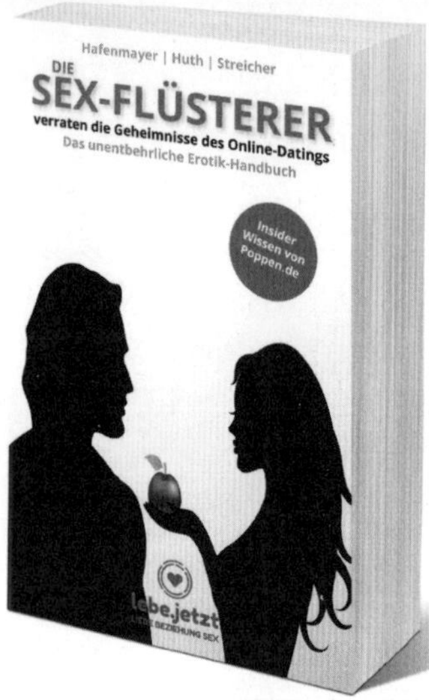

DIE SEX-FLÜSTERER

verraten die Geheimnisse des Online-Datings

Das unentbehrliche Erotik-Handbuch

Onlinedating-Seiten erfreuen sich enormer Beliebtheit. Inzwischen kennt wahrscheinlich jeder jemanden, der eine Affäre oder Beziehung (glücklich oder auch nicht) über das Internet gefunden hat. Anderen wiederum will online so gar kein erfüllter Kontakt gelingen. Was machen sie falsch?

Die Manager der größten deutschen Erotik-Community »POPPEN.de« verraten die Geheimnisse des erfolgreichen Onlinedatings. Wie und wo findet man Menschen zum Glücklichsein – ob für Liebe, Liebelei, One-Night-Stand, Freundschaft mit Vorzügen oder ganz besondere (Sex-) Vorliebe? Ganz nebenbei erfährt der Leser noch so allerhand Interessantes rund um die schönste Sache der Welt …